Carolin und Alexander Toskar

3-Heilung®
Die Prinzipien
zur Geistigen Aufrichtung
und zu Spiritueller Gesundheit

Carolin und Alexander Toskar

3-Heilung®

Die Prinzipien zur Geistigen Aufrichtung und zu Spiritueller Gesundheit

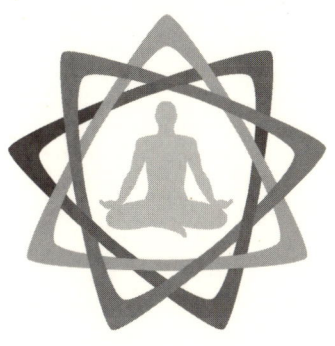

Aquamarin Verlag

ISBN 978-3-89427-762-8

Deutsche Originalausgabe
1. Auflage 2016
© Aquamarin Verlag GmbH
Voglherd 1 • D-85567 Grafing
www.aquamarin-verlag.de

Illustrationen: Alexander Toskar
Fotografie: Carolin Toskar
3-Heilung® Kraftmittler: Carolin und Alexander Toskar

Umschlaggestaltung: Annette Wagner

Druck: C.H. Beck · Nördlingen

Beginne jeden Tag ganz bewusst,
ein neues Kapitel voller Licht,
Liebe und Kraft zu gestalten.

Inhalt

Vorwort

Ganz gleich, wie gut wir spirituelle Theorien auf einer intellektuellen Ebene verstehen, ihre aktive Umsetzung und Integration in unserem Leben kann nur auf der Basis von Vertrauen und Geduld entstehen. Vertrauen ist wesentlich, weil es die Kraft zur aktiven Umsetzung des Wissens freisetzt. Dieses Vertrauen entsteht durch Menschen: Menschen, die in ihrem Leben einem spirtuellen Weltbild folgen und treu bleiben.

Auf unseren vielen Reisen sind wir immer wieder Menschen begegnet, die mit ihrer offenen Geisteshaltung, ihren Visionen und ihrer enormen Wirkkraft andere Menschen in ihrem Umfeld fasziniert und geprägt haben. Menschen, die, über ihre Möglichkeiten hinaus, anderen helfen wollen.

Bei unseren zahlreichen Veranstaltungen in Krankenhäusern und karitativen Einrichtungen haben wir unser praktisches Heilwissen gelehrt. So wurde der Same für die „3-Heilung Prinzipien" gesetzt, und der erste Impuls zu diesem Buch war entstanden.

Es stellt eine Verbindung zwischen unseren Erfahrungen als Heiler und Begegnungen mit genau diesen inspirierenden Menschen dar, die uns sehr viel bedeuten und mit großer Dankbarkeit erfüllen.

Carolin und Alexander Toskar
Köln, November 2015

Grußwort

von John Kharku Stewart

Sri Haidakhan Babaji lehrte uns, dass „Wahrheit, Einfachheit und Liebe" die wesentlichen Prinzipien sind, die jeden Menschen durch sein Leben leiten können. Einmal, mit Babaji am Gautama Ganga Fluss entlang laufend, erklärte er mir: „Wahrheit ist, auf dein Herz zu hören, bevor dein Geist zu denken beginnt. Einfacheit bedeutet, glücklich zu sein mit dem, was du hast, und nicht ständig mehr zu wollen. Wenn du diese zwei Dinge umgesetzt hast, wirst du Liebe finden – und Liebe ist Gott. Das höchste Prinzip."

Diese einfachen Prinzipien sind tiefgreifend. Sie haben und werden mich weiterhin bei allem leiten, was ich tue.

Sri Munirajji, Babajis engster Schüler, erklärte einem Italiener, wie Begierden entstehen und zu immer mehr Begierden führen. Italiener mögen Spaghetti, ein einfacher Wunsch. Aber hier in Indien musst du nach dem besten Mehl suchen, nach dem besten Olivenöl. Du brauchst Kräuter, die perfekten Tomaten und Käse. Dann benötigst du noch einen Herd, einen Topf, ein Sieb und die Liste geht weiter und weiter. So ein einfacher Wunsch nach Spaghetti hat so viele weitere Wünsche ausgelöst. Hast du verstanden?

Seit vielen Jahren teilen Alexander und Carolin ihre tiefgreifenden Heilgaben mit uns im Kamalaya Koh Samui. Wir freuen uns jedes Jahr auf ihre Ankunft und erleben dabei ihre tiefe und demütige Verbindung mit dem Geistigen als ihr ständiges Leitprinzip. Sie hören auf ihr Herz.

Mit Güte und Liebe
John

John K. Stewart
Founder & Chairman
Kamalaya Koh Samui, Thailand

Grußwort von
Danai Chanchaochai

**„How wonderful life is,
while you are in the world!"**

Das ist die Botschaft, die ich stets tief in meiner Seele fühle, jedes Mal, wenn ich Carolin und Alexander Toskar begegne und ihre unermüdliche Arbeit sehe. Das Paar, das solch ein freundliches Herz für alle Menschen auf der ganzen Welt hat, um ihnen Gesundheit und Harmonie in Körper, Geist und Herz zu vermitteln.

Dieses neue Buch „3-Heilung Prinzipien" von Carolin und Alexander ist ein Muss für diejenigen, die das Geheimnis des Universums entdecken wollen, das sich im Inneren des eigenen Selbst befindet. Wie können wir das richtige Gleichgewicht zwischen Körper, Geist und Seele finden, nicht nur für uns selbst, sondern auch für unsere Lieben?

Zutiefst bewundere und begrüße ich ihre Arbeit, alle ihre erfolgreichen und erstaunlichen Fallstudien in Thailand und an vielen anderen Orten, die Workshops, ihre publizierten Bücher und CDs, um ihre Erfahrung aus der Heilungspraxis mit uns zu teilen.

Wie glücklich sind wir, in der Lage zu sein und zu erfahren, dass so wunderbare Menschen wirklich in der gleichen Welt existieren, in der auch wir leben.

Das Befolgen der Prinzipien 'do good, feel good' (Gutes tun, sich gut fühlen) im Alltag ist eine große Inspiration zur Verbreitung von Güte in der Welt um uns herum.

Danai Chanchaochai
CEO DMG Books, Autor, Verleger
Bangkok, Thailand

Kapitel I

„3-Heilung Prinzipien"

In der neuen Zeit und in dem neuen Bewusstsein, das sich über die Welt ausbreitet, sind die geistigen Wirklichkeiten so nahe, erreichbar und greifbar, wie seit langem nicht mehr. Es ist jedoch unumgänglich, sich aktiv und harmonisch darauf auszurichten. Wenn wir durch spirituellen Wissens- und Erfahrungszuwachs das vorherrschende materielle Weltbild um ein neues Denken erweitern und ein zunehmend nicht-materielles Weltbild pflegen, können diese Wirklichkeiten in Form von Harmonie und Gesundheit in uns und durch uns wirksam werden.

3-Heilung bietet einen Weg zu spiritueller Gesundheit und ganzheitlichem Menschsein. Die vermittelten Prinzipien richten sich an Menschen aller Kulturen, Religionen und Weltanschauungen. Ziel ist es, die universellen geistigen Kräfte bewusster zu empfangen und das Durchlässigwerden für den tieferen Sinn unseres Da-Seins und dessen Verwirklichung zu fördern.

3-Heilung ist eine Kunst des Geistigen Heilens, die sich als eine neue Form von Energiearbeit ausdrückt. Es ist ein spirituelles

Konzept, bei welchem durch die geistige Intention, das Auflegen der Hände und die Verwendung der programmierten Heilkraftmittler die Verbindung von physischem Körper, Geist und Seele mit dem Höchsten Prinzip gestärkt und erfahren werden können.

Die Meditationen und Anwendungen in diesem Buch bieten dabei verschiedene Zugänge, um mehr und mehr in den Zustand der Anbindung, des Gleichgewichts und der Harmonie zu kommen. Jede der praktischen Anwendungen fördert diesen Prozess, der sich nach und nach Ausdruck in den Zellen und Organen, in den Gedanken und Gefühlen sowie in den Lebensumständen verschafft.

Die Grundidee von „3-Heilung Prinzipien" drückt sich aus als Leitgedanke „think good, do good, feel good". Denke Gutes, tue Gutes, fühle Gutes. Denn was in den Gedanken und im Bewusstsein vor sich geht, bestimmt, welche Richtung das kausale Gesetz, das Karma-Gesetz, nimmt, das alle Ebenen unseres Seins prägt.

Das Verinnerlichen und aktive Anwenden dieser Prinzipien ist der Weg zum Höchsten Prinzip – think GOD, do GOD, feel GOD.

Über die Zwei Naturen

Der menschliche Organismus ist ein Mikrokosmos, der genau nach dem Bild des Universums, dem Makrokosmos, gestaltet ist. Jeder Mensch trägt zwei sogenannte *Naturen* in sich, eine niedere Natur und eine höhere Natur. Die menschliche und die Höchste Natur sind mit dem gleichen Handlungs-, Empfindungs- und Denkvermögen ausgestattet, wirken jedoch auf zwei unterschiedlichen Schwingungsebenen.

Dem Menschen wurde die freie Willensentscheidung gegeben, auf welcher Schwingungsebene er sein Leben führen möchte. Aber oftmals fällt es ihm schwer, wirklich frei zwischen seinen zwei Naturen zu wählen, da sein Bewusstsein im Alltag oft an die niedere Natur gebunden ist. Die Höchste Kraft ist in jedem von uns als schöpferische und erhaltende Frequenz enthalten, welche alle Zellen und Atome durchdringt und allem zugrunde liegt. Sie ist jedoch auf Grund von Überlagerung in ihrer Präsenz häufig schwach und begrenzt, weil im Menschen das an Kraft gewinnt, worauf er sich konzentriert. Dennoch hat der Mensch jederzeit die Wahl, ob er sich mit herabziehenden oder anhebenden Energien beschäftigen möchte.

Das Ziel von „3-Heilung Prinzipien" ist ganzheitliches Menschsein, das sowohl auf der Erde gründet als auch auf Spiritualität und die Höhere Natur ausgerichtet ist.[1] Bildlich kann man von dem göttlichen Funken, dem kosmischen Samen oder dem Atom von Gold sprechen, welches im Menschen eingepflanzt wurde. Über diesen Wesenskern, auch Atman[2] oder Christus-Prinzip genannt, sind wir mit Regionen verbunden, in denen es weder Leiden noch Krankheiten oder Begrenzungen gibt. Es herrschen Harmonie, Gesundheit und Fülle. In der geistigen, göttlichen Welt sind wir vollkommen.

Über Atman kann der Mensch auf allen seinen Ebenen mit den höheren Kräften in Verbindung treten. Die Upanishaden sagen: „Verbinde dein Denkprinzip, dein Bewusstsein, deine menschliche Natur mit der Höheren Natur, dem Selbst."

Dieser lichtvolle Kern des Menschen ist jedoch meist bis hinunter zur materiellen Ebene von immer dichter werdenden Hüllen, Gedanken- und Gefühlsmustern umschlossen. Die Verdeckung dieses Kerns kann durch Unwissenheit, schlechte Gewohnheiten oder Stress so stark sein, dass der Mensch die Verbindung zu seiner Höheren Natur nur eingeschränkt oder gar nicht mehr wahrnehmen kann. Durch das regelmäßige Ausrichten auf höhere Bewusstseinsebenen mittels geistigen Studiums und spiritueller Anwendungen werden diese Hüllen gereinigt und verfeinert, so

---

1 Auch die Heilungsweise „Geistige Aufrichtung" fördert diese zwei Aspekte. Zum einen wird durch die geistige Beckenschiefstandkorrektur die Standhaftigkeit und Erdung verbessert; zum anderen kann sich der Mensch aus dieser stabilen Basis heraus und durch die Aufrichtung der Wirbelsäule den höheren Welten entgegen strecken.

2 Atman heißt so viel wie „Atem" oder „Hauch" und wird oft mit Geist oder Seele übersetzt. Es ist der Kern unseres Selbst.

dass der Mensch durchlässiger für das Licht seines inneren Funkens wird und leichter in Kontakt mit der Göttlichen Kraft kommen kann.

In „3-Heilung Prinzipien" verwenden wir für den Gottesbegriff die Bezeichnung Göttliche Kraft, Göttliches Prinzip und Höheres Prinzip. Damit ist immer dieselbe unveränderliche Allmacht gemeint, die hinter allem steht, aus der alles entsteht und zu der alles strebt.

Begriffe für Vorstellungen von Gott sind im Englischen insbesondere als „supreme being" (höchstes Wesen) „supreme power" (höchste Kraft) oder „higher power" (höhere Kraft) bekannt. Im christlichen Glauben als Dreieinigkeit Gottes, im Hinduismus als Trimurti und im Islam als Allah. Der Buddhismus ist eine Lehre, die ohne Gott auskommt. In der buddhistischen Mythologie erscheinende Gottheiten und Bodhisattvas dienen als Sinnbilder bestimmter Bewusstseinszustände.

Gott ist allumfassendes Bewusstsein und die Schöpfung seine Ausdehnung und Entfaltung. Um Sein Wesen auszuschöpfen, Seine Fülle zu erfassen und Gott zu umfassen, projiziert Er sich als Licht in die materielle Welt und in den Menschen. Swami Sivananda[3] beschreibt das Wesen Gottes als Wahrheit, Liebe und das Licht der Lichter. „Gott ist alles durchdringende Intelli-

---

3 Swami Sivananda Saraswati (1887 – 1963) war Arzt, Yoga-Meister und spiritueller Lehrer indischer Herkunft, der in über 200 Büchern seine Lehre, der die Einheit aller Religionen zugrunde liegt, verbreitet hat.

genz oder Bewusstsein. Gott ist alles durchdringende Kraft, die dieses Weltall regiert und es in vollkommener Ordnung erhält."

Menschen, die nur nach ihren Sinneseindrücken urteilen, können die Existenz Gottes oftmals nicht anerkennen. Wer jedoch auf dem Wege der Meditation und spiritueller Übungen zu tieferen Schichten gelangt, ist gewiss, dass es eine höhere Instanz gibt, die auch im Menschen angelegt ist und durch ihn wirken kann. Durch diese Erkenntnis und das Lebendighalten in seinem Bewusstsein und Leben tritt der Mensch in ein ganzheitliches Transformations- und Erneuerungsprogramm ein.

Über die universelle Dreieinheit

Das Schöpfungs-Prinzip offenbart sich als universelle Dreieinheit. Auf allen Ebenen und in allen Zeiten ist die Einheit der drei Urprinzipien ein Ausdruck des Höchsten Prinzips.

Im Anfang war das Licht-Prinzip, das Ur-Licht Ajin Soph, und es drückt sich in seinen Erscheinungsformen Licht, Finsternis und Farben aus.[4] Diese drei Ebenen des Ur-Lichts sind die

---

4   Ajin Soph („es hat kein Ende") ist ein Begriff der kabbalistischen Mystik, der das Unendliche bezeichnet. Gott manifestiert Sich jenseits von Gott als Selbstschöpfung der Selbstoffenbarung. Nach dem Kabbalisten Isaak Luria entsteht aus dessen Zusammenziehung und Expansion die Schöpfung, in der ersten Phase durch eine Selbstbeschränkung des göttlichen unendlichen Seins Ajin Soph.

Grundlage des Kosmos, der Natur und des Menschen. So wie Licht, Finsternis und Farbe eine unteilbare Einheit bilden, sind es im Menschen die drei Prinzipien Körper, Seele und Geist, die ihre Entsprechung in den Gedanken, Gefühlen und Handlungen haben.

Das Licht-Prinzip bildet seine Verdichtung in der Mentalwelt und formt daraus die Ebene der Gedanken. Ihr entsprechendes Element ist die Luft. In der Astralwelt verdichtet sich das Licht weiter und bildet die Substanz der Gefühle und Wünsche, die dem Element Wasser entsprechen. Zuletzt manifestiert sich das Licht in der grobstofflichen physischen Welt, sie bildet die Ebene unserer Handlungen. Ihr Element ist die Erde. Der Rhythmus der Dreiheit findet seinen Ausdruck auch im Bewusstsein des Menschen. Er bewegt sich auf den Erfahrungsebenen des Bewusstseins im dreifachen Schritt von Wahrnehmung, Entscheidung zur Konsequenz und Handlung.

Körper, Seele und Geist bilden also jene vollkommene Dreieinheit, die unser ganzheitliches Menschsein charakterisiert. Sie finden ihre Zuordnung im Verstand, Herzen und Willen. Seiner Natur nach ist der Verstand dazu bestimmt, das Höchste Prinzip als Licht zu suchen und aufzunehmen, das Herz ist aufgefordert, reine Gefühle zu manifestieren, und mit Hilfe seiner Willenskraft kann der Mensch schließlich dieses neue Denken und Fühlen in die Tat umsetzen.

In den heiligen Schriften der Hindus findet das Höchste seinen dreifachen Ausdruck als Trimurti[5] in den Wesenheiten Brahma, Vishnu und Shiva. Brahma, dem Schöpfer, als Zeichen der Empfindungsenergie, welche den ersten Impuls zur Schöpfung gegeben hat. Vishnu, dem Erhalter, als Zeichen für die Ruhe- und Schwerkraft, und Shiva, dem Zerstörer und Erneuerer, als Zeichen für die Bewegungsenergie. Diese Trimurti hat auch im Menschen ihre Resonanz. Es heißt, dass Brahma im Bauch, der Quelle des Lebens, wohnt, Vishnu dagegen in der Gegend des Herzens, die das Leben erhält und nährt. Shiva, der Zerstörer, wird dem Gehirn zugeordnet, welches ebenfalls teilt und zergliedert. In der ägyptischen Mythologie bilden Horus, Osiris und Isis die Göttlichen Triaden. In der christlichen Theologie ist die Dreieinheit als Wesens-Einheit von Gott-Vater, dem Sohn Jesus Christus und dem Heiligen Geist bekannt.

Wie man die drei Kräfte aktiviert

Die dem Menschen innewohnende Dreiheit von Verstand, Wille und Herz ist in Kopf, Bauch und Herz repräsentiert und bildet eine psychische Struktur. Das ausgewogene Zusammenwirken dieser drei Prinzipien formt die Grundlage für die notwendige spirituelle Weiterentwicklung des Menschen.

---

5   Trimurti, Sanskrit, dreifache Natur, drei Formen (Trinität, lat: trinitas; Dreizahl)

Ein intellektueller Verstand ohne Verbindung mit dem Herzen ist ein unkultivierter Verstand. Erst wenn das geistige und emotionale Zentrum harmonisch reguliert und gesteuert sind, können die Handlungen eine neue Ausrichtung bekommen.

Jedes der drei Prinzipien strebt nach einem Ideal, um sich Ausdruck zu verschaffen. Der Verstand hat als Ideal die Weisheit. Der Wille hat als Ideal die Kraft, und das Herz hat als Ideal die Liebe. Jedes Prinzip muss gespeist, genährt und gestärkt werden. Man kann ihm auf diese Weise die Möglichkeit für seinen Fortbestand geben. Der Kopf strebt nach dem Licht und nach Weisheit, seine Nahrung sind Gedanken, Meditation, Studium und Vertiefung. Der Bauch benötigt Leben und schöpferische Kraft, die er über Nahrung und Arbeit erhält, aber auch durch bewusste Atmung und Aktivität. Das Herz verlangt nach Wärme, es verwendet Gefühle, um sich durch Harmonie, z.B. über das Chanten, zum Ausdruck zu bringen.

Die „3-Heilung Prinzipien" setzen in ihrer Wirkung an allen diesen drei Idealen an, aktivieren und nähren sie, so dass sich die Kräfte im Menschen ausbalancieren und zum Höheren Selbst streben.

Das Prinzip von Dharma und Karma

Unser Leitgedanke „think good, do good, feel good" basiert ebenfalls auf einer Dreiheit. Er kann auf die drei ethischen Prinzipien und Tugenden Satya, Dharma und Prema zurückgeführt werden.

Alle Kulturen und Regionen beschreiben diese universellen Weltgesetze und zugleich den Weg, um mit diesem Gesetz in Einklang zu leben. Wenn wir Satya, Dharma und Prema verinnerlichen, dann wirken unsere Gedanken, Gefühle und Handlungen im Einklang miteinander und führen uns zu Harmonie und innerem Frieden.

Wahrheit (satya), Rechtschaffenheit (dharma) und Liebe (prema) gelten als die wichtigsten menschlichen Grundwerte. Diese menschlichen Werte bilden zusammen mit den Prinzipien Gewaltlosigkeit (ahimsa) und Frieden (shanti) die eigentliche Grundlage unserer Existenz als Einzelperson und die Basis für unser Zusammenleben. Sie sind in den ethischen Forderungen aller Religionen enthalten und stellen somit eine Verbindung ihrer Wege dar, auch wenn sie im Einzelnen verschieden erscheinen.

Im Einklang mit der Dreieinheit zu sein, heißt, sich von den Energien der Liebe, Gewaltlosigkeit, Reinheit und Weisheit leiten zu lassen; denn Prüfstein für alle Tätigkeiten und Unterlassungen ist die Absicht und Motivation des Menschen. Um höhere

Konsequenzen und Erfahrungen im Leben zu erzeugen, muss der Mensch sein Denken und Tun auf den Einklang und auf die Verwirklichung dieser höheren Prinzipien ausrichten.

Tugenden und Werte wie Güte, Gerechtigkeitsstreben und Aufrichtigkeit sind daher die wahren anzustrebenden Ziele des Menschen; nicht wie in unserer modernen Gesellschaft so oft vermittelt, der materielle Erfolg, Macht um jeden Preis oder ewige äußere Schönheit. Ein integrer, spiritueller Mensch lässt sich nicht durch Äußerlichkeiten, Druck oder Verlockungen beeinflussen, sondern orientiert sein Handeln und somit sein reales Leben an seinen inneren Werten und Maßstäben. Er schützt damit die Ganzheit und Unversehrtheit aller Menschen und strebt Frieden an, im Inneren wie im Äußeren.

Alle diese Grundwerte müssen im aktiven Handeln geäußert werden und dürfen sich nicht auf theoretisches Wissen beschränken. Jede Begegnung mit einem Mitmenschen beinhaltet daher einen heiligen Auftrag und eine Chance. Dieses Wissen und seine Umsetzung findet sich in der traditionellen Geste der Thai wieder. Die Wai-Geste besteht aus einem Aneinanderlegen der Handflächen, der Kopf leicht nach vorn gesenkt. Diese Geste gilt als Zeichen der Anerkennung des Höheren Selbst in uns und im Anderen, als Respektbezeugung und als Dank. In Indien drückt die allgegenwärtige Grußform „Namaste" Ehrerbietung für das Göttliche in uns und im anderen Menschen aus.

Das Satya-Prinzip

Die Wurzelsilbe „Sat" bedeutet Sein, Existenz, Wirklichkeit. In den vedischen Schriften steht: satyam vada dharmam cara. Sprich die Wahrheit und handele recht. Satya bedeutet somit Wahrheit und Wahrhaftigkeit. Wahrhaftig zu sein, ist das, was uns zur Erfahrung des Göttlichen Prinzips führt. Satya gehört zu den fünf Yamas, den fünf ethischen Grundprinzipien im Yogasutra von Patanjali.[6]

Wahrheit und Rechtschaffenheit, Satya und Dharma, sind die natürlichen Eigenschaften des Menschen. Satya und Dharma beziehen sich auf alle Menschen, alle Ebenen und alle Zeiten. Diese zwei Prinzipien sind miteinander verbunden und voneinander abhängig.

Das Dharma-Prinzip

Dieses Sanskrit-Wort leitet sich von der Wurzel *dhrit* her, die „aufrechterhalten", „tragen" und „bewahren" bedeutet. *Dharayati iti dharma* – das, was erhält, ist Dharma. Dharma verbindet das gesamte Universum zu einem einheitlichen Ganzen. Die Heiligen Schriften der verschiedenen Religionen beschreiben und verkünden die Herrlichkeit dieser vollkommenen Ordnung.

---

6   Patanjali war ein indischer Weiser und Verfasser des Yogasutra, einer der wichtigsten Yogaschriften. Er gilt als Vater des Yoga, sein Name bedeutet „meisterhafte Verneigung". Patanjali definiert Yoga als Stilllegung der Funktionen des Geiststoffes, auf Sanskrit *yogas citta-vrtti-nirodha*.

Dharma bedeutet sowohl kosmische als auch menschliche Ordnung. Beide gehen ineinander über. Der unveränderliche Dharma bezeichnet die kosmische Ordnung, die das gesamte Universum erhält. Auf menschlicher Ebene wirkt sich Dharma als Rechtschaffenheit und Ordnung in der Gesellschaft aus, mit verschiedenen Verpflichtungen, Verantwortungen und Aufgaben der Menschen.

Die Beachtung des Dharma gilt als auch als unerlässliche Voraussetzung für eine gute persönliche Entwicklung. Eine spirituelle Lebensführung bedeutet, in Worten das auszudrücken, was man denkt, und entsprechend dieser Worte zu handeln. Diese Einheit von Gedanken, Worten und Taten ist Wahrhaftigkeit und rechtes Handeln. Die regelmäßige Einhaltung des Satya-Dharma-Prinzips wirkt sich überaus klärend und transformierend auf das Leben aus.

Buddha hat das Dhamma[7] in den „Vier Edlen Wahrheiten" und dem „Edlen Achtfachen Pfad" zusammengefasst. Es dient zur Überwindung der Unwissenheit, welche die Lebewesen im Kreislauf der Existenzen gefangen hält, und gilt damit als Heilmittel gegen das menschliche Leiden.

---

7 Pali ist die Sprache, in der Buddha seine Lehre verkündet hat. Dharma wird hier als Dhamma bezeichnet.

Die „Vier Edlen Wahrheiten" des Buddha lauten:

1. Alles Leben beinhaltet Leiden.
2. Dieses Leiden hat seine Ursache in Gier, Hass (Formen des Anhaftens) und Verblendung (Nichteinsicht in die wahre Natur der Dinge).
3. Es gibt einen Weg zur Befreiung vom Leiden.
4. Der Weg aus dem Leiden ist das Befolgen des Achtfachen Pfades.

Der Edle Achtfache Pfad:

1. rechte Ansicht oder Erkenntnis (samma ditthi)
2. rechte Gesinnung (samma sankappa)
3. rechte Rede (samma vacca)
4. rechtes Handeln (samma kammanta)
5. rechter Lebenserwerb (samma ajiva)
6. rechte Anstrengung oder Bemühung (samma vayama)
7. rechte Achtsamkeit (samma sati)
8. rechte Konzentration (samma samadhi)

Ähnliche Regeln zum Befolgen des Dharma Prinzips sind im Yoga[8] in den Yamas und Niyamas formuliert. Patanjali hat den achtgliedrigen Pfad verfasst. Es handelt sich um Verhaltensgrundsätze, die zur Selbsterkenntnis führen. Anders als die „Zehn Gebote" aus dem Alten Testament beginnen die acht Glieder des Astanga-Yoga mit einem Kodex für korrektes Verhalten und enden mit dem höchsten Ziel menschlichen Seins: Emanzipation und Freiheit.

Yama[9]: Hierin werden Lebensregeln beschrieben, die unser Verhältnis zu anderen Menschen betreffen. Unseren Umgang gegenüber der Welt und den Wesen darin, unser Denken und Fühlen in Bezug auf andere. Sie finden ihren Ausdruck beispielsweise in Gewaltlosigkeit und Freisein von Habgier oder Neid.

Niyama[10]: Diese Lebensregeln beschreiben die innere Haltung, die wir uns selbst gegenüber einnehmen und pflegen sollten. Beispielsweise Reinheit (körperliche und geistige), Zufriedenheit und Genügsamkeit.

---

8 Das Yogasutra von Patanjali gilt als Grundtext des Yoga. Das Yogasutra wurde zwischen dem 2. und 5. Jahrhundert n. Chr. verfasst.

9 Yama besteht aus fünf Prinzipien, die darauf abzielen, keinem Lebewesen in Gedanke, Wort und Tat etwas zuleide zu tun: Wahrheitsliebe (satya), Gewaltlosigkeit (ahimsa), Keuschheit (brahmacharya), Freiheit von Habsucht (asteya) und von Begehren (aparigraha). Ahimsa verlangt genaue Selbstbeobachtung, um negative Gedanken und Taten durch positive und konstruktive zu ersetzen. Wut, Grausamkeit oder Streit mit Mitmenschen schlummern in jedem. Lügen, Betrügen und Unehrlichkeit verstoßen gegen die Prinzipien von Satya. Brahmacharya fordert einen disziplinierten und verantwortungsvollen Umgang mit der Sexualität, der Zufriedenheit und moralische Stärke fördert, jedoch nicht die völlige Enthaltsamkeit. Aparigraha bedeutet, nicht nur materielles Besitzdenken abzulegen, sondern auch emotionale und geistige Besitzansprüche.

10 Niyama ist ein positiver Strom, der Disziplin fördert und Trägheit vertreibt.

Das Prema-Prinzip

Die Grundlage der Wahrheit und Rechtschaffenheit ist die Liebe, Prema. Nur wenn wir Prema, das Prinzip der Liebe, in uns haben, dann spiegeln sich unsere Gedanken und Worte als Wahrheit und unsere Handlungen als Rechtschaffenheit wider.

Die Liebe gilt somit als das höchste Prinzip und als höchster Vermittler. Sie bedeutet Liebe gegenüber allen Menschen und Wesen. Liebe kann in der Tiefe des Friedens erlebt werden und findet ihren Ausdruck in Gewaltlosigkeit, in Gefühlen, die aus dem Herzen kommen, in reinen Gedanken und harmonischen Handlungen. Wo Liebe herrscht, ist es undenkbar, anderen Schaden oder Leid zuzufügen. Jesus Christus übermittelte den Menschen die wesentlichen Gebote: „Liebe deinen Nächsten wie dich Selbst" und „Liebe Gott von ganzem Herzen".

Sri Sathya Sai Baba[11] verkündete diese Botschaft von Satya, Dharma und Prema: „Wenn ihr entsprechend eurer inneren Impulse handelt, so ist das rechtes Handeln, Dharma. Auszusprechen, was ihr in euch fühlt, ist Wahrheit, Satya. Über die Erfahrungen eures Herzens zu meditieren, ist Frieden, Shanti. Die Impulse des Herzens richtig zu verstehen, ist Gewaltlosigkeit,

---

11 Sri Sathya Sai Baba (1926 – 2011), indischer Lehrer und Avatar der „Neuen Zeit", der über alle Konfessionen hinweg die Menschen zu mehr Mitmenschlichkeit führen möchte. „Love all, serve all" (Liebe alle, diene allen) ist einer seiner hohen Leitgedanken.

Ahimsa. Achtung für alles, was aus dem Herzen kommt, ist Liebe, Prema."

Babaji Haidakhan[12] lehrte das universelle Mantra *Om Namah Shivaya.* Seine Lehre umfasst die drei Grundprinzipien Wahrheit, Einfachheit und Liebe.

Wahrheit kann durch regelmäßige Kontrolle des Geistes und Loslassen aller unnötigen und falschen Gedanken erreicht werden. Liebe ist das Gewahrsein der Einheit, die alle Menschen und Wesen verbindet und das Handeln danach in Form vom Dienst am Nächsten ausrichtet. Diese Erkenntnis schließt Neid und Eifersucht aus.

Einfachheit bedeutet, zu erkennen, dass die materielle Welt vergänglich ist, im Gegensatz zu den unvergänglichen höheren Prinzipien. Eine aufwendige weltlich-materielle Lebensweise lenkt den Menschen von seinen wahren spirituellen Aufgaben ab. Einfachheit kann sich in unserer Kleidung, Nahrung, unseren Wohnungen und sonstigem Komfort ausdrücken. Einige von Babajis wunderbaren Botschaften lauten: Liebe die ganze Menschheit. Hilf allen Lebewesen. Sei glücklich. Sei höflich. Sei eine Quelle

---

12 Babaji ist erschienen, um den Menschen helfend und lehrend zu dienen, um ihren Geist und ihre Herzen zu erleuchten, so dass Einheit und Harmonie erfahren werden können. Er nahm eine physische Gestalt an in der Zeit von 1970 – 1984 in dem kleinen Dorf Haidakhan in Nordindien am Fuße des Himalaya. Er reiste während dieser Zeit in Indien und veranstaltete Yagnas – Feuerzeremonien – zum Wohle der Menschen und des Landes. Viele Schüler, auch aus dem Westen, kamen in dieser Zeit zu Ihm. Babaji wird auch als ein Mahavatar bezeichnet – ein Wesen, das nicht durch Geburt auf diese Welt gekommen ist, dessen Bewusstsein eins ist mit dem Bewusstsein des Schöpfers.

unerschöpflicher Freude. Erkenne Gott und das Gute in jedem Gesicht. Denke mit Deinem eigenen Kopf. Sei Du selbst. Alle Vollkommenheit und Tugend Gottes sind in Dir verborgen – offenbare sie.

Die Symbolik der Dreieinheit

Die symbolische Darstellung der Dreieinheit ist das gleichseitige Dreieck. Im Gegenüberliegen einer Grundstrecke zur Spitze versinnbildlicht es Einheit und Gegensatz zwischen Eins und Zwei. Immer ist es ein Prinzip, das sich in Gegensätzen offenbart. Das Dreieck symbolisiert die Dreieinheit des Geistes, der göttlichen Ordnung und des Ur-Lichtes. Von einem anderen Standpunkt aus betrachtet, können wir im Dreieck die drei Seiten des Menschen erkennen: Verstand, Herz und Wille sowie auch Denken, Fühlen und Handeln im Sinne von Satya, Dharma und Prema.

Jede dieser drei Ebenen ist ein bewegliches Energiefeld, das auf einer bestimmten Frequenz schwingt und Energiewellen aussendet. Die Felder beeinflussen sich gegenseitig und stehen in einem ständigen Austausch. Der physische Körper reagiert auf den Emotionalkörper, dieser reagiert auf den Mentalkörper, der wiederum, falls er eingestimmt ist, dem Geist und der Höchsten Intelligenz dient. Umgekehrt beeinflusst die geistig-mentale Haltung des Menschen sein gefühlsmäßiges Wohlbefinden und auch seine körperliche Gesundheit.

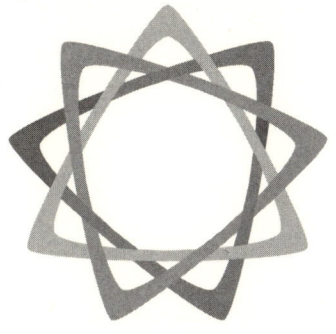

Abbildung: **Die drei ineinandergreifenden Dreiecke sind ein Symbol für die Körper-Seele-Geist-Einheit. Sie repräsentieren das Streben des Menschen nach Vergeistigung der Gedanken, der Gefühle und der täglichen Aktivitäten.**

Das karmische Gesetz des Guten in Bewegung setzen

Jede Veränderung, jede neue Idee bringt Umwälzungen mit sich. Auch die tugendhafteste Idee stört zunächst die alten Gewohnheiten und bringt daher manchmal Schwierigkeiten mit sich. Sie wirken sich als Widerstände im physischen Körper aus, oft auch in den Gedanken und im Herzen oder in unserem Umfeld. Aber an den inneren Widerständen lernt der Mensch zu wachsen.

Dennoch hält die menschliche Natur lieber an alten Mustern fest. Viele Menschen wünschen sich daher, dass alles wieder so wird wie zuvor, obwohl der neue Ansatz sehr gut war. Die geistige Welt sendet jedoch in regelmäßigen Abständen neue Impulse aus, um die Menschheit zu verwandeln. Wenn wir also nicht selber unsere Sichtweise ständig weiterentwickeln, schickt sie uns in Form von veränderten Lebensumständen bessere, wenn auch aus subjektiver Sicht zunächst unbequeme Entwicklungsbedingungen. Wenn wir in unseren Gewohnheiten gestört werden, lohnt es sich daher, die Veränderungen zu akzeptieren und als echte Entwicklungschance zu nutzen.

Scheinbare körperliche Begrenzung – eine Behinderung oder bestimmte Beschwerden – kann in diesem Bewusstsein und Wissen als materialisierte Chance betrachtet werden, die geistig umgewandelt werden soll. So gesehen haben Krankheiten den Sinn, den Menschen auf bestimmte Aspekte seiner Lebensweise hinzuweisen und ihn zum Hinterfragen anzuregen: „Wie und wofür lebe ich? Wie gehe ich mit meinen Energien und Kräften um?"

Das Prinzip des Karmas kann zeitweise oder bei sehr hoch entwickelten Wesen auch dauerhaft beeinflusst werden und das Bewusstsein über die Ebene von Ursache und Wirkung hinaus ausweiten. Die Ebene, auf der das kausale Prinzip herrscht, wird dann verlassen, was völlig neue Auswirkungen auf die materielle Ebene zur Folge hat.

Wenn wir universelle ethische Prinzipien und spirituelle Praktiken befolgen, wird unser Bewusstsein erweitert, was ganzheitliche Heilung zur Folge haben kann. Mit spiritueller Disziplin kann der Mensch die Grenzen seines gewöhnlichen Bewusstseins verlassen und sich sehr hoch hinauf projizieren. Wir können Schöpferworte und -gedanken nutzen, um uns in höhere Ebenen zu erheben. Sie sind Hilfsmittel, die uns erlauben, in die Stille einzutreten und die Gnade der höheren Prinzipien und Kräfte zu erfahren.

Das karmische Gesetz bedarf nicht einer Bereinigung über mehrere Inkarnationen, es sei denn, wir wollen es so verstehen und entscheiden uns, im materiellen Weltbild verhaftet zu bleiben. Wenn wir uns aber entschließen, das Bewusstsein zu erheben, in Verbindung mit dem Höchsten Prinzip zu treten, dann haben wir neue Ursachen gesetzt und das karmische Gesetz des Guten aktiviert.

An unseren Heiltagen helfen wir den Menschen, der Höheren Kräfte innerhalb ihres Körpers und Bewusstseins wieder besser gewahr zu werden. Sie erhalten dafür aktive Anwendungen zur Selbstbehandlung im Alltag. Durch das bewusste Handauflegen wird die Lebenskraft in jedes Organ und jede Zelle gelenkt. Wer die Selbstbehandlung täglich anwendet, kann den inneren Fluss der kosmischen Schwingungskraft deutlich fühlen und erzeugt einen Einklang mit den *Höheren Prinzipien*, der sich befreiend und heilsam auswirkt.

Wenn der Mensch aus seiner höheren Verbindung heraus lebt, verändert sich seine Wahrnehmung sowie sein ganzes Fühlen, Denken und Handeln. Er wird immer häufiger von selbstlosen Eigenschaften wie Güte, Geduld, Großzügigkeit und Liebe erfüllt und strahlt zunehmend mehr Licht und Freude aus.

Kapitel II

3-Heilung Kraftmittler

Die drei Heilungsebenen im Menschen

„Denke Gutes, tue Gutes und fühle Gutes" (think good, do good feel good) – dies sind die Leitprinzipien für den Alltag, die mit den 3-Heilung Kraftmittlern aktiv gehalten werden.

Der Mensch besitzt drei Körper. Den grobstofflichen physischen Körper, den feinstofflichen Astralkörper und den geistigen Kausalkörper.[13] Kopf, Bauch und Herz sind hierbei Repräsentanten dieser Geist-Seele-Körper-Ebenen im Menschen. Die Körper und die Koshas (Hüllen) können nicht ohne Atman, das Höhere Selbst, bestehen. Der feinstoffliche Astral- und Kausalkörper verdichtet sich in Menschen, die sehr stark oder ausschließlich dem Weltlichen verbunden sind. Bei spirituell Praktizierenden dagegen verfeinern sich diese Körper zunehmend. Dies zeigt sich in

---

13 Das Dreikörpermodel wird in der yogischen Philosophie ‚Sharira' genannt; der Mensch besteht aus Sthula Sharira, Sukshma Sharira und Karana Sharira. Hinzu kommen Hüllen ‚Pancha'; als fünf Energiehüllen der inkarnierten Seele werden sie ‚Kosha' genannt.

Form einer lichtvollen Ausstrahlung und einem schönen Charakter.

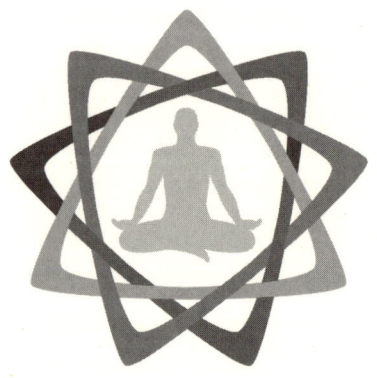

Abbildung: Die drei Körper des Menschen und ihr Ineinanderwirken. Der physische Körper, Nahrungskörper (Sthula Sharira), der Astralkörper, Emotionalkörper (Sukshma Sharira) und der Kausalkörper, Ursachenkörper (Karana Sharira).

Es heißt, der Körper ist eine zeitweilige, nicht notwendige Manifestation des Geistes. Da die Seele unvergänglich ist wie der Geist selbst, wohnt sie auf Zeit im irdischen Körper, so lange, bis sie gelernt hat, sich zu reinigen und zu vervollkommnen. Die Seele empfängt das Leben aus dem Geist. Als Sitz des individuellen Bewusstseins wirkt sie als Vermittler zwischen Körper und Geist, den zwei anderen Prinzipien der Dreiheit. Die Seele ist als Durchgangsweg für die Energien zwischen diesen beiden Körpern genau so essenziell wie es die Farbe als Bindeglied zwischen Licht und Finsternis ist.

Die Brücke zwischen Körper und Seele bilden das Nervensystem, die Drüsen und das Blut. Im feinstofflichen Astralkörper sind die Chakras das verbindende Element zwischen der körperlichen und seelischen Ebene des Menschen.

Chakras sind lebenswichtige subtile Zentren. Der Schöpfer hat die Chakras in den Menschen angelegt, damit sie feine geistige Wellen empfangen können. Es heißt, diese Pforten sind von Ihm als „Ausgänge" geplant, durch die der Mensch aus seinem physischen „Gefängnis" treten kann, um sich wieder mit dem Höchsten Prinzip vereinen zu können. Alles in Körper und Seele ist mit diesen sieben Kraftzentren verbunden.

Die drei unteren Chakras repräsentieren die menschliche Natur und die drei oberen die höhere Natur im Menschen. Das Herz-Chakra ist das Verbindungs- und Integrations-Chakra dieser beiden Naturen im Menschen.

So wie Antennen Radiowellen empfangen, so empfangen Chakras hohe kosmische Schwingungen und Prana. Sie transformieren das kosmische Licht, damit es die verschiedenen Ebenen des Körpers und der Seele des Menschen erreichen und nähren kann. Chakras nehmen dafür die universale Lebensenergie Prana in sich auf, zerlegen sie in ihre Bestandteile und verteilen sie über die Nadi-Energielinien[14] der Wirbelsäule an das Nervensystem,

---

14 Nadi (Sanskrit, Kanal). Die drei Hauptkanäle Sushumna, Ida und Pingala leiten die Lebensenergie die Wirbelsäule hinauf und hinunter, und sie wird dann von den kleineren Nadis im ganzen Körper verteilt.

die endokrinen Drüsen, den Blutkreislauf und somit in den ganzen Körper.[15]

Shakti, die Urkraft[16], steigt vom Wurzel-Chakra (Muladhara), welches sich aus dem unteren Ende der Wirbelsäule öffnet, in das Sakral-Chakra (Svadhisthana) auf, das Kreuzbeinzentrum unterhalb des Nabels, und äußert sich als Kreativität oder Lust. Die Energie fließt weiter in Richtung oberhalb des Nabels zum Solarplexus-Chakra (Manipura) und äußert sich als Freude und Großzügigkeit, bei einer Blockierung als Eifersucht oder Gier. Wenn Shakti zum Herz-Chakra (Anahata), in der Brustmitte und zwischen den Schulterblättern, aufsteigt, findet sie ihren Ausdruck in Liebe oder Hass und Angst. Die Energie fließt weiter nach oben zum Kehl-Chakra (Vishuddha) und äußert sich als Dankbarkeit oder bei einer Unterfunktion als Elend. Zwischen den Augenbrauen, in der Kopfmitte im Stirn-Chakra (Ajna), wird sie als Bewusstsein, Wissen oder Wut zum Ausdruck gebracht. Oberhalb des Scheitels, am Kronen-Chakra (Sahasrara), findet Shakti ihren Ausdruck als Glückseligkeit und Freude.

---

15 Eine endokrine Drüse gibt ihre Hormone – im Gegensatz zu einer exokrinen Drüse – direkt ins Blut ab (endokrin „nach innen abgebend"). Da alle Hormone endokrin sezerniert werden, benutzt man die Begriffe „endokrine" und „Hormondrüse" gleichbedeutend.
16 Shakti (Sanskrit „Kraft") symbolisiert die weibliche Kraft des Universums und stellt sowohl in der sichtbaren als auch in der unsichtbaren Welt Manifestationen der gleichen aktiven Energie dar.

3-Heilung

Die Mentale Ebene und Kopfzentrum

Die Mentalebene speichert alle Gedanken und schöpferischen Ideen. Hier ist der Mensch, was er tatsächlich ist, nicht das, was er vorgibt zu sein. Buddha sagt: „Alles, was wir sind, ist das Ergebnis dessen, was wir dachten. Die Mentalebene ist auch der Sitz unserer höheren Fähigkeiten und Talente. In ihr liegen die Keime all unserer schöpferischen, künstlerischen, musischen und sonstigen geistigen Anlagen. Wir können mittels unseres Willens, aber auch durch automatisch ablaufende Gedankenmuster unsere Gesundheit und unsere Lebensumstände in jede Richtung beeinflussen. Der Mentalkörper ist mit dem Kausalkörper verbunden, der das Prinzip der göttlichen Weisheit ausdrückt.

Mentale Prozesse werden durch die drei Chakras im Kopf- und Halsbereich gesteuert. Das Kronen-Chakra repäsentiert den Aspekt Freiheit, steuert den Hypothalamus, Zirbeldrüse sowie Herzrhythmus und Herz-Zentrum. Das Kehlkopf-Chakra am unteren Ende des Halses repräsentiert die Aspekte Kommunikation und geistige Kreativität, steuert die Schilddrüse, Nebennieren und Niere. Über das Kehlkopf-Chakra wird die persönliche Wahrheit zum Ausdruck gebracht, durch das Wort, aber auch durch das Schöpfen und Erschaffen.

Das Stirn-Chakra repräsentiert den Aspekt Höheres Bewusstsein, steuert die Hypophyse, Muskulatur, Nerven und das Lymphsystem. Es wird auch als das „Dritte Auge" bezeichnet und befindet sich zwischen den Augenbrauen in der Mitte des Kopfes. Seine

Schwingung erzeugt die Farbe indigoblau. Es bildet mit den zwei physischen Augen ein Dreieck. Es ist das Sehorgan auf übersinnlicher oder ätherischer Ebene und somit Sitz der Hellsichtigkeit. Seine Schwingungsfrequenz kann so stark erhöht werden, dass die Fähigkeit erwacht, die Aura anderer Menschen zu erkennen.[17] Es entspricht der mentalen Art des Sehens, also der Weise, wie wir die Welt und das Universum sehen, und verleiht die Fähigkeit, mentale Konzepte intuitiv zu verstehen.

Das mentale Ausführungs-Zentrum am Hinterkopf heißt Medulla Oblongata.[18] Es ist der rückwärtige Aspekt des Stirn-Chakras und für die Fähigkeit zuständig, Gedanken und kreative Ideen umzusetzen, die im Stirn-Zentrum entstehen. Nur wenn das Ausführungs-Zentrum offen ist, folgen den Ideen die angemessenen Handlungen, durch die sie sich in der physischen Welt materialisieren können. Ist es nicht offen, hat der Mensch große Schwierigkeiten, seine Ideen zu verwirklichen. Dies führt zu Blockaden, geistiger Stagnation, Stolz oder Unzufriedenheit.

---

17 Die Öffnung des Dritten Auges erleben Menschen immer wieder nach der „Geistigen Aufrichtung". Die Schwingungserhöhung wirkt im gesamten Körper-Geist-System und kann so schlummernde Anlagen wie Hellsichtigkeit oder andere hellfühlende Fähigkeiten zum Leben erwecken.
18 Die Medulla oblongata, auch verlängertes Rückenmark genannt, ist der hinterste Gehirnteil, und man kann ihre Lokalisation als kleine Mulde am Hinterkopf ertasten. Im verlängerten Mark befinden sich lebensnotwendige Zentren, wie zum Beispiel das für die Kontrolle des Blutkreislaufs und der Atmung. In der Medulla sitzen zudem Biosensoren, die beispielsweise den Säure-Basen-Haushalt des Körpers regulieren.

Die Meisterdrüsen-Triade

Das Kronen- und das Stirn-Chakra sind eng mit den drei Kopf-drüsen, Hypothalamus, Hypophyse und Zirbeldrüse, verbunden, auch Meisterdrüsen genannt. Drüsen gelten als Kontrollzentrum zahlreicher Abläufe im Menschen. Sie übermitteln Signale durch ihre Botenstoffe, die Hormone. Gedanken und daraus resultieren-de Gefühle haben Einfluss auf die Funktionsweisen der Drüsen und diese beeinflussen wiederum unser Wohlbefinden und unsere Gesundheit.

Das Hormonsystem ist hierarchisch ausgelegt und wird durch den Hypothalamus als oberste Instanz gesteuert. Unsere Empfindun-gen und Gedanken, die in der Großhirnrinde im sogenannten lim-bischen System erfasst werden, wirken auf den Hypothalamus ein, und er reagiert mit entsprechenden Befehlen an die Hypophyse.

Die Hypophyse (Hirnanhangdrüse) steuert die Tätigkeit aller endokrinen Hormondrüsen, insbesondere der Schilddrüse, Ne-bennieren und Keimdrüsen. Sie produziert göttliches Amrita, welches das Gehirn in den niedrigen Theta-/Delta-Wellenbereich versetzt.

Die Zirbeldrüse (Epiphyse) wird als Schnittstelle des Geistes zum Unterbewussten und Unbewussten betrachtet. Sie beeinflusst ebenfalls das hormonelle System, reguliert den Biorhythmus, den Schlaf-Wach-Zyklus (Melatonin), stimuliert das Immunsystem und kann die Metastasenbildung mancher Tumore hemmen.

Die Astrale Ebene und das Herz-Zentrum

Die Astralebene, auch Emotionalebene genannt, stellt die Emp-
findungsseele des Menschen dar, die das Prinzip der göttlichen
Liebe verkörpert. Seine Farbstrahlung spiegelt die persönlichen
Gefühlsschwankungen wider.

Das Herz-Zentrum sitzt in der Mitte der Brust und zwischen den
Schulterblättern. Das Herz-Chakra repräsentiert die Aspekte
universelle Liebe und Harmonie, es reguliert die Thymusdrüse,
Galle und Leber. Es schwingt in der Farbe grün und steht für
Tugenden wie universelle Liebe, Mitgefühl und Menschlichkeit.
Sein vorderes Emotionalzentrum erhöht die Herzensliebe zu anderen Menschen und die Offenheit gegenüber dem Leben. Sein
rückwärtiges Zentrum, zwischen den Schulterblättern, fördert
den Willen zum eigenen Wohlbefinden. Ist das Herz-Chakra in
seiner Funktion beeinträchtigt, kann dies zu Traurigkeit, Trägheit
bis hin zu Egoismus führen.

Das Herz-Chakra verbindet die niedere und höhere Natur, die
jeweils durch die drei unteren und die drei oberen Chakras repräsentiert werden. Seine symbolische Darstellung sind die zwei
übereinander liegenden Dreiecke, die jeweils die geistigen und
materiellen Prinzipien im Menschen repräsentieren.

In den Händen befinden sich wichtige Neben-Chakras mit einer
hohen Energiekonzentration, über die wir in Verbindung mit dem
Herz-Chakra Heilkraft aus dem Universum durch unsere Hände

fließen lassen können. So ist das Herz-Chakra eines der wichtigsten Chakras im Heilungsprozess. Das „Handeln aus dem Herzen" oder „Geben vom Herzen her" deutet auf diese Energieverbindung zwischen Herz und Händen hin. Alle Energien, die durch die Chakras transformiert werden, strömen durch die Wirbelsäule ins Herz-Chakra, bevor sie die Hände des Heilers verlassen. Im Heilungsprozess verwandelt das Herz die Energien der irdischen Ebenen in spirituelle Energien und die Energien der spirituellen Ebene in irdische, denn nur so können sie dem Empfänger zugute kommen.

Die Physische Ebene und das Bauchzentrum

Der physische Körper setzt sich aus Knochen, Drüsen, dem Nervensystem sowie den Hohl- und Speicherorganen zusammen. Er besteht aus unzähligen einzelnen Zellen, die sich durch ihre eigene Individualität und Chemie auszeichnen. Der physische Körper stellt den Willen auf der materiellen Ebene dar.

Ein feiner Energiekörper aus pulsierenden Lichtwellen umhüllt den physischen Körper. Über diesen ätherischen Körper empfangen und übermitteln wir energetische Strahlungen und Schwingungen jeglicher Art. Er ist Sitz der feinstofflichen Organe und Energiebahnen und versorgt den physischen Körper mit Lebensenergie. Auch die Mehrheit der karmischen Muster sind im Ätherkörper gespeichert.

Das Bauchzentrum ist der Sitz von Wille und Aktivität. Das Wurzel-Chakra am Ende der Wirbelsäule repräsentiert den Aspekt Vitalkraft, steuert die Nebennieren, den Blutdruck und den Fettstoffwechsel. Das Sakral-Chakra unterhalb des Bauchnabels repräsentiert schöpferische Kraft. Es versorgt die Keimdrüsen und den Hormonhaushalt.

Das Sonnengeflecht-Chakra, auch Solarplexus genannt, befindet sich oberhalb des Nabels zwischen den Rippenbögen. Es repräsentiert die Aspekte Vertrauen und Selbstverwirklichung, steuert Bauchspeicheldrüse und Magen. Der Solarplexus ist das wahre Herz, es fühlt, versteht und erfasst die hohen kosmischen Wahrheiten, aber auch die Emotionalschwingung von Menschen und Menschengruppen, die uns umgeben. Es ist zugleich der Sitz von Heilkraft, Hingabe und Gnade. Wie im abendländischen Denken das Herz, so gilt bei den Hindus wie auch im japanischen Zen der Bauch als Lebens- und Wesensmitte, als inneres Kraftzentrum und „zweites Gehirn" (Ohashi). Man hat dem Solarplexus diesen Namen gegeben, weil das Leben von dort kommt. Auf Russisch heißt diese Stelle „Jivot", es bedeutet „Leben". Für die Russen ist „Jivot" die ganze Region des Bauches, des Magens und des Solarplexus.

Was das Sonnengeflecht-Chakra am meisten beeinflusst und als Folge davon auch die inneren Organe wie Leber, Nieren und Magen, das sind unsere eigenen, aber auch die Emotionalschwingungen von uns nahestehenden Menschen. So reagiert es sofort auf Freude und Glück, aber auch auf Angst, Zorn und Sorgen. Chaotische Gedanken und Gefühle saugt es auf wie ein Schwamm. Die Folge dieser aufgenommenen disharmonischen Emotionen ist eine Entkräftung und damit verbunden eine Verringerung der Willenskraft und des Energiefeldes des Menschen. Regelmäßig behandelt, kann es aber auch sehr schnell wieder aufgeladen werden.

Das Zwerchfell-Zentrum ist der rückwärtige Aspekt des Sonnengeflecht-Chakras. Es heißt, es sei für Heilung und die persönliche Einstellung, den Willen zur eigenen körperlichen Gesundheit zuständig. Wenn jemandem die eigene Gesundheit sehr viel bedeutet, ist dieses Zentrum offen. Es ist auch mit der Fähigkeit zu spirituellem Heilen verbunden. Um sich in kurzer Zeit mit Energie zu versorgen, behandelt man das Sonnengeflecht-Chakra zusammen mit dem rückwärtigen Zwerchfellzentrum. Durch die gleichzeitige Behandlung des Zwerchfell-Chakras erhalten die höheren Aspekte dieses Chakras, wie Friedenswille und Selbstbestimmung, die nötige Antriebskraft, um in der realen Welt und im Alltag zu wirken.

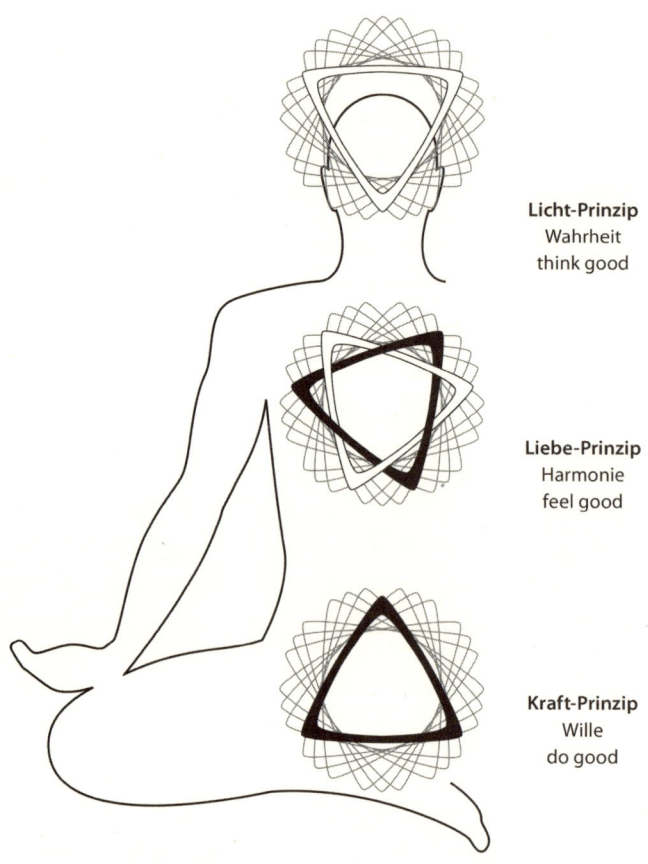

Licht-Prinzip
Wahrheit
think good

Liebe-Prinzip
Harmonie
feel good

Kraft-Prinzip
Wille
do good

Abbildung: Die Höhere Natur (weiß), das Licht-Prinzip kommt herab; die
menschliche Natur strebt nach Vergeistigung (schwarz); Austausch der beiden
geistigen und irdischen Kräfte im Herz-Zentrum.

3-Heilung

3-Heilung Kraftmittler

Die beiliegenden Heilkraftmittler helfen, Hindernisse zwischen uns und dem Höchsten Prinzip, woraus Harmonie und Gesundheit entspringen, aufzulösen und in eine stärkere Verbindung mit ihm zu treten. Mit dem Rhythmus des Höchsten und in Einklang mit den Universellen Prinzipien zu kommen, bedeutet, selbst zum Partikel der Dynamik im Universum zu werden. Dies hilft uns, den Rhythmus unseres Körpers im Alltag wiederzufinden und besser beizubehalten.

Alles, was wir denken, fühlen und tun, speichern wir und senden es wieder in die uns umgebenden morphogenetischen und anderen Felder aus. Da sich die Energie dieser Felder ausdehnt und zusammenzieht, ziehen sie ähnliche Frequenzen an, die dann zu ihrer Quelle – nämlich uns – zurückkehren.

Jedes Prinzip unseres menschlichen Dreikörpersystems, bestehend aus Verstand, Wille und Herz, strebt nach einem Ideal, das gestärkt werden muss, damit es fortbestehen und zum Ausdruck gebracht werden kann. Deshalb müssen die unterschiedlichen Prinzipien im Menschen gespeist und genährt werden. Der Verstand sucht nach Wissen und Licht, neue Gedanken nähren ihn. Der Wille verlangt nach Macht und Bewegung, seine Nahrung ist die Kraft. Das Herz bittet um Freude und Harmonie, es wird von Gefühlen genährt.

Je mehr unserer Zellen und Organe jedoch mit toxischen Emotionen genährt werden und je länger wir in einem ständigen Strom vergifteten Denkens leben, desto mehr blockieren wir unsere Fähigkeit, die für unsere emotionale, mentale und spirituelle Gesundheit notwendige „Nahrung" anzuziehen und aufrechtzuerhalten. Die Durchflutung unseres Körpersystems mit neuen heilbringenden Informationen stimmt unsere Zellen wieder auf ein nährenderes Feld ein.

Die von uns entwickelten und programmierten 3-Heilung Kraftmittler erhöhen die Durchflutung aller drei Ebenen des Empfängers mit hohen Frequenzen und erleichtern darüber den Kontakt mit seiner inneren Heilkraft. Die Heilkarten wirken als Katalysator und Aktivator der im Menschen als Potenzial angelegten Selbstheilungskraft. Die Körperintelligenz erhält Impulse, die inneren Kräfte und Energien zu aktivieren.

Das Resonanz-Prinzip

Die Heilkraftmittler entfalten ihre von uns eingegebenen heilsamen Botschaften, wann immer Kontakt entsteht. So wirkt die geistige Kraft der Heilkarten über die Zellen und über die Augen in den Körper, aber auch über den Klang und im Geiste, im Sinne einer Umwandlung, Erneuerung und Wiederherstellung. Ihre Wirkungskraft erweitert sich, je mehr sie zur Anwendung kommen. Daher bietet es sich an, die Karten regelmäßig zu verwenden und auch anderen Menschen zugute kommen zu lassen.

Es wird eine Resonanz zwischen dem Licht-Prinzip der Heilhilfe und dem Zellbewusstsein geschaffen. Man erhält Zugang zu den Hauptsegmenten des Bewusstseins, dem Über- und Unterbewusstsein. Diese absorbieren die Kraft und spirituelle Wirkung, die von jedem programmierten Wort ausgeht.

Insbesondere unsere Körperflüssigkeiten, wie Blut, Lymphe und Gehirnflüssigkeit, reagieren auf Gedanken und Worte von außen, vor allem aber auf unsere eigenen Gedanken und inneren Monologe. Die Flüssigkeitssysteme des Körpers bringen die Energie unseres geistigen und emotionalen Selbst zum Ausdruck. Entsprechend unserer vorherrschenden Gefühls- und Gedankenmuster erkrankt der Organismus oder wird wieder gesund. Positive Gefühle und das Heilprogramm der Karten haben einen unschätzbaren lebensförderlichen Einfluss auf den Körper.

Trinkwasser, das mit den 3-Heilung Kraftmittlern aufgeladen wird, kann ebenfalls heilsame Veränderungen in unseren Organen und den Flüssigkeitssystemen bewirken. Gewöhnen wir uns daran, jeden Tag unsere Zellen mit diesem energetisierten Wasser zu versorgen, werden die in unseren Flüssigkeitszellen enthaltenen belastenden Informationen von neuen Botschaften der Gesundheit, der Liebe und der Harmonie durchströmt. Diese erhöhte Frequenz gibt ihnen dann die Fähigkeit, sich selbst zu reinigen.

Die Licht-Karte
Kopf-Zentrum, Geisteskraft, Mentalkraft

Die violette Licht-Karte fördert die Ausrichtung auf geistiges Wohlbefinden und Bewusstsein. Mit der Anwendung der Heilkarte kann die Aufmerksamkeit von Problemen, Begrenzungen und Krankheiten auf höhere Elemente und Befähigungen wie „ich bin, ich kann, ich habe" gelenkt werden. Das bewusste Erkennen dieser geistigen Wahrheiten führt dazu, dass sich diese Energien im Bewusstsein verankern und nachfolgend auch in den Lebensumständen Ausdruck verschaffen.

Grundprinzip	Licht
Leitprinzip	think good – denke Gutes
Ebene	Kopf, Mentalkörper, Gedanken, Vernunft
Zuordnung	Kehl-Chakra, Stirn-Chakra, Kronen-Chakra
Aktivität	Kommunikation, geistige Kreativität, Unterscheidungsvermögen
Ausdruck	Wahrheit, Intuition, Erkenntnis
Farbe	Violett
Mantra	HAM, KSHAM, AUM
Botschaft	Licht im Geist, Klarheit in den Gedanken
Schöpferworte	Göttliches Licht erhellt meine Gedanken und durchgeistigt mein Bewusstsein: Ich denke Gutes.

Die Karte der Liebe
Herz-Zentrum, Emotionale Heilung und Harmonie

Die grüne Karte der Liebe erleichtert den Kontakt mit der inneren Heilkraft. Die Körperzellen und das Bewusstsein werden vom Lichtspektrum der Göttlichen Liebe und Harmonie durchflutet. Sie hat als Vermittler zwischen der geistigen und physischen Ebene eine ganzheitliche Wirkung und ist somit auf der gesamten Körper-, Herz-, Verstand- und Geist-Ebene einsetzbar.

Grundprinzip	Liebe
Leitprinzip	feel good – fühle Gutes
Ebene	Herz, Astralkörper, Gefühle, Emotionen
Zuordnung	Herz-Chakra
Aktivität	Universelle Liebe, Mitgefühl, Uneigennützigkeit und Hingabe
Ausdruck	Harmonie und Wärme
Farbe	Grün
Mantra	YAM
Botschaft	Liebe im Herzen, Harmonie in den Gefühlen
Schöpferworte	Universelle Liebe harmonisiert mein Herz und erfüllt meine Seele: Ich fühle Gutes

Die Kraft-Karte

Bauch-Zentrum, Wille und Schöpferische Kraft

Die orange Kraft-Karte überträgt hohe Schwingungsenergien wie Kraft, Wille und Magnetismus. Ihre Energie wirkt auf den feinstofflichen Ebenen über die Zellen in den Körper und in die Organe hinein. Sie wandelt Negatives sowohl im Äußeren als auch im Inneren um und vermittelt Vitalität, positive Hingabe und eine bejahende Lebenseinstellung.

Grundprinzip	Leben
Leitprinzip	do good – tue Gutes
Ebene	Bauch, Physischer Körper, Handlungen, Wille
Zuordnung	Wurzel-Chakra, Sakral-Chakra, Solarplexus
Aktivität	Schöpferische Kraft, Vertrauen und Selbstverwirklichung
Ausdruck	Wille, Kraft
Farbe	Orange
Mantra	LAM, VAM, RAM
Botschaft	Vitalität im Körper, Willenskraft
Schöpferworte	Göttliche Kraft vitalisiert meinen Körper und kräftigt meinen Willen: Ich tue Gutes.

3-Heilung mit Klang und Mantras

Der Kosmos ist eine große Symphonie voller Klang und Rhythmus, aus denen die Schöpfung entstanden ist. So heißt es in den Schriften: „Am Anfang war der Klang, der mit dem Laut „Aum" widerhallte. Als dieser Klang explodierte, entstand die gesamte Schöpfung."

Das Grundprinzip „Wie oben so unten" gilt auch in der Klangwelt. Die Harmonien und Gesetzmäßigkeiten des Makrokosmos finden sich im Mikrokosmos wieder. Vom kleinsten Atom bis hin zu den Galaxien ist alles Schwingung, alles ist aus diesem Klang entstanden. Unsere Seele weiß um den kosmischen Widerhall des Universums im Menschen, und sie weiß auch, dass wir ein unzertrennlicher Teil des großen Ganzen sind. Dieses Bewusstsein und Wissen um die klingende kosmische Ordnung kann man mit Hilfe von Mantras gezielt für mehr Gesundheit und Wohlbefinden einsetzen.

Mantras sind heilige Silben und Sätze, in denen bestimmte Formen kosmischer Macht eingeschlossen sind. Sie setzen schöpferische Kräfte frei, wenn wir sie rezitierten. Ihre Wirksamkeit beruht darauf, dass sie die höchsten Aspekte im Menschen zum Klingen bringen. Diese Information und dieses Wissen sind in die 3-Heilung Kraftmittler einprogrammiert.

Mantra heißt wörtlich übersetzt „Instrument des Denkens". Das Wort setzt sich aus den beiden Silben „man" und „tra" zusammen, was abgeleitet „Geist" und „befreiend" bedeutet. Ein Mantra ist also eine spirituelle Klangschwingung, die den materiell verschmutzten Geist befreit, oder auch „das, was dich retten kann, wenn du darüber nachsinnst".[19] Im Sanskrit sind zwei bedeutende Mantras das *Aum* und das *So-Ham*. Sie sind durch ihren Klang wirksam, weniger durch einen bestimmten zugeordneten Wortsinn.

Jedes Chakra hat eine Entsprechung zu einem spezifischen Laut und Mantra. Einsilbige Keim-Mantras (Bija), welche in den Heilkarten eingesetzt werden, wirken durch ihre Verwendung in der Meditation oder als Chant[20] auf das jeweilige Energiezentrum ein. Die übertragenen Vibrationen setzen behutsam die inneren Kräfte der Chakras und Nadis frei, so dass sich Knoten und Blockierungen lösen können.

Während jeder Wiederholung eines Bija-Mantras wird das zugehörende Chakra aktiviert, und es steigt ein Energiestrom entlang der Wirbelsäule bis zum Kronen-Chakra auf: Wurzel-Chakra, Vitalkraft, Mantra *Lam*; Sakral-Chakra, Schöpferische Kraft, Mantra *Vam*; Solarplexus, Vertrauen und Selbstverwirklichung,

---

19 Aus dem Hinduismus sind drei Arten von Mantras bekannt: Saguna, wörtlich mit Form, richten sich an eine bestimmte Gottheit bzw. an einen bestimmten Aspekt Gottes. Nirguna, wörtlich ohne Form, richten sich an das formlose Göttliche. Bija sind einsilbige Mantras. Das bekannteste Bija Mantra ist das "Aum".
20 Chant, engl., spiritueller Gesang.

Mantra *Ram*; Herz-Chakra, Universelle Liebe und Harmonie, Mantra *Yam*; Kehl-Chakra, Kommunikation und geistige Kreativität, Mantra *Ham*; Stirn-Chakra, Höheres Bewusstsein, Mantra *Ksham*; Kronen-Chakra, Freiheit und Wahrheit, Mantra *Aum*.

Das Chanten der Mantras zu den feinstofflichen Energiezentren entlang der Wirbelsäule und im Kopf ist eine einfache und äußerst wirkungsvolle Anwendung, um im Körper das Gefühl der Einheit und tiefer Zuversicht zu erfahren. Das Höchste tönt durch alle Ebenen des Seins.

Kapitel III

3-Heilung Anwendungen

Der Grundgedanke der „3-Heilung Prinzipien" bezüglich Gesundheit ist, dass der Mensch sich jederzeit bewusst seiner Höheren Natur und dem Höchsten Prinzip nähern kann. Dieses Wissen kann geistig und aktiv in Selbstbehandlungen umgesetzt werden. Bei der Anwendung der 3-Heilung Kraftmittler geht es vorrangig um die Verbindung von physischem Körper, Geist und Seele mit dem Göttlichen Prinzip und dem Göttlichem Licht.

Jede Zelle unseres Körpers und Seins ist Licht, wird von diesem Licht genährt und vitalisiert. Unterbrechungen im Lichtfluss führen daher unweigerlich zu Störungen der Gehirnaktivität, des Immunsystems und der Zellfunktion. Dies hat Energiemangel, Krankheit und vorzeitige Alterung zur Folge.

Alle energetischen Faktoren wiederum, die die direkte Verbindung zwischen dem Menschen und dem unendlichen Fluss des Göttlichen Lichtes steigern, bewirken eine innere Stärkung und Heilwerdung. Mit Hilfe der 3-Heilung Kraftmittler kann das Gehirn Licht-Frequenzen und Wellen erzeugen, die die Selbstheilungskräfte und -prozesse aktivieren.

Wir haben die „3-Heilung Prinzipien" als ein spirituelles Konzept entwickelt, das unserer jahrelangen Erfahrung, aber auch geistiger Intuition entspricht. Es enthält praktische Anwendungen zur Bewusstseinserweiterung, Selbstbehandlung und Behandlung anderer. Diese sind vielfach praktiziert worden und haben sich sehr bewährt. Die Anwendungen können entsprechend der individuellen Bedürfnisse angepasst werden.

Das regelmäßige Praktizieren der „3-Heilung Prinzipien" fördert das reibungslose Ineinandergreifen der komplexen Welten der Gedanken, Gefühle und Aktivitäten. Die Grundlage von spiritueller Gesundheit und der Zirkulation des Lebens ist ihr harmonisches Zusammenspiel. Die Übungen können alle diese Ebenen erreichen und zum Guten wandeln. So kann beispielsweise aus Besorgnis Zuversicht werden, aus Unentschlossenheit entsteht Entscheidungsfreude und emotionale Unsicherheit darf sich in Stabilität und Vertrauen wandeln. Auf gedanklicher Ebene verändern sie die Wahrnehmung, indem sie die Sinne beruhigen und so zu geistiger Ausgeglichenheit und Klarheit führen. Wenn der Geist, die Emotionen und der Körper vollkommen im Einklang schwingen, erfährt der Mensch die Strahlkraft seines innersten Wesenskerns, seines höheren Selbst.

Leitgedanken für den spirituell Praktizierenden

- Körper und Geist[21] sind untrennbar miteinander verbunden. So wirkt sich die Arbeit mit dem Körper und seiner Lebensenergie auch auf den Geist aus und umgekehrt.

- Für eine spirituelle Lebensweise und das Übertragen von Heilimpulsen muss der Geist regelmäßig geschult und seine Energien stabil ausgerichtet werden. Dies fördern die 3-Heilung Kraftmittler.

- Das Denken und Fühlen in Bezug auf andere, der Umgang gegenüber der Welt und den Wesen darin (*yama*), schlägt sich zuerst im eigenen Geist nieder.

- Die Lebensumstände sind somit immer ein Spiegel der eigenen Geisteshaltung.

- Richte den Geist zunehmend auf Haltungen und Tugenden wie Wahrhaftigkeit, Reinheit, Achtsamkeit, Gewaltlosigkeit, Selbsterforschung und Hinwendung zur Liebe und Licht aus.

- Die innere Haltung, die wir uns selbst gegenüber entwickeln und lebendig halten (*niyama*), kommt auch anderen Menschen und Lebewesen zugute

- Arbeite stetig an der Weiterentwicklung eines spirituellen, nicht-materiellen Weltbildes. Dieses gibt Halt und Orientierung bei allen Entscheidungen und Handlungen im Alltag.

---

21 Geist ist ein vieldeutiger Begriff, der je nachdem Verstand, Intellekt, Gemüt, Seele oder Geist bedeuten kann.

Praktische Anwendungen
zur Regeneration und Selbstheilung

Die Anwendungen mit den 3-Heilung Kraftmittlern fördern die
Regeneration und Selbstheilung des gesamten Geist-Körper-Herz-
Systems des Menschen. Energie und Heilungspotenziale werden
immer dann freigesetzt, wenn wir uns auf Aspekte ausrichten,
die größer sind als unser individuelles Ich und unser Alltag. Wir
können Heilkraftmittler, innere Schöpferworte oder Gedanken
verwenden, um uns in höhere Ebenen zu erheben. Es sind Hilfsmittel, die uns erlauben, schneller in die Stille einzutreten und die
Gnade der höheren Prinzipien und Kräfte zu erfahren.

Jede der 3-Heilung Kraftmittler kann täglich in die Hand genom-
men oder auf den Körper gelegt werden. Auch durch Ansehen
vermag die Energie aufgenommen zu werden. Beginnen wir mit
ihrer Hilfe jeden Tag eine geistige Wirklichkeit zu vergegenwärtigen, so fühlen wir, dass Teilchen und Schwingungen des Höchsten Prinzips in uns präsent sind und nach und nach immer mehr
Raum erhalten. Wasser und Nahrungsmittel können auf die Karte
platziert und so programmiert werden. Danach wird das energeti-
sierte Wasser getrunken und jede Zelle mit der harmonisierenden
Schwingung versorgt.

Die Heilkraftmittler können auf die „Geistige Aufrichtung Spirituelle Wirbelsäulen-Lehrtafel" platziert werden. Als Medi-
tations- oder Heilungskonzept werden so die Energien auf die

Chakras und Drüsen, die Wirbelsäulen-Reflexpunkte, die Frequenzgrundwerte der Wirbel und der Bandscheiben gelenkt.

Anfangs sollte man wenige Minuten für die spirituelle Praxis einplanen; später erweitert man diese dann nach und nach. So hebt sich das Energiesystem harmonisch an. Wichtig ist die regelmäßige, wenn möglich tägliche Praxis. Jede Tageszeit ist günstig, um zu beginnen. Besonders durchlässig und aufnahmefähig ist das menschliche Energiefeld allerdings in den Morgen- und Abendstunden. Morgens stimmt man sich bewusst auf den Tag ein; und am Abend, vor dem Schlafengehen, überblickt der Mensch in einer gelösten Schau den zurückliegenden Tag mit seinen Eindrücken und Erlebnissen. Diese werden durch die meditative Lichtaufnahme geistig zum harmonischen Abschluss gebracht.

Sich auf Empfang ausrichten

Meditation, Gebet oder Behandlung sind mehr, als nur still und aufrecht da zu sitzen. Es ist das Einswerden aller Gedanken und Gefühle mit dem Höchsten Prinzip. Hierbei werden alle Begrenzungen losgelassen, jedwede Vorstellungen freigegeben, um sich geistig wie ein Gefäß zu öffnen und erfüllen zu lassen. Meditation und Selbstbehandlungen verbinden das äußere Leben mit der inneren Welt, dem inneren Selbst. Das innere Selbst vermittelt zwischen Mensch und Gott, dem Höchsten Prinzip, und setzt somit das Prinzip des guten Karmas in Bewegung.

Die Meditation kann auf verschiedene Weisen ausgeführt werden. Als Grundposition kann eine einfache Stellung wie der Schneidersitz (Sukhasana), der Fersensitz (Vajrasana) oder der Sitz auf einem Stuhl eingenommen werden. Bei der Wahl des Stuhlsitzes sollten die Füße parallel auf dem Boden ruhen und die Unterschenkel dabei im rechten Winkel zu den Oberschenkeln stehen.

„Sthira Sukham Asanam", dein Sitz sei fest und angenehm, sagt das Yogasutra des Patanjali. Gesicht, Arme, Schultern und Beine sollten entspannt sein und der Rücken gerade gehalten werden. Je nach Konstitution ist die Haltung der Hände anpassbar. Sie können wahlweise ruhig auf den Oberschenkeln liegen, die Handflächen zeigen dabei idealerweise nach oben. Die gesamte Handfläche der Hände kann auch auf das Herz-Chakra aufgelegt werden oder sie können schalenförmig im Schoss ineienander ruhen.

Eine sehr kraftvolle Variante ist es, wenn die Handflächen in klassischer Gebetshaltung, auch „Wai-Haltung" genannt, vor dem Brustbein aneinander gelegt werden. Die Daumenkanten berühren dabei das Brustbein, die vier anderen Finger weisen wie Antennen nach oben. Die Ober- und Unterarme bleiben dicht am Körper. Die Wirbelsäule erhebt sich aufrecht aus dem Becken, der Bauchnabel wird leicht nach innen gezogen. Die Zungenspitze wird an den Gaumen hinter die Schneidezähne gelegt. Die Zunge bildet dadurch eine energetische Brücke zwischen Vorder- und Rückseite des Körpers, was spürbar den Energiefluss erhöht.

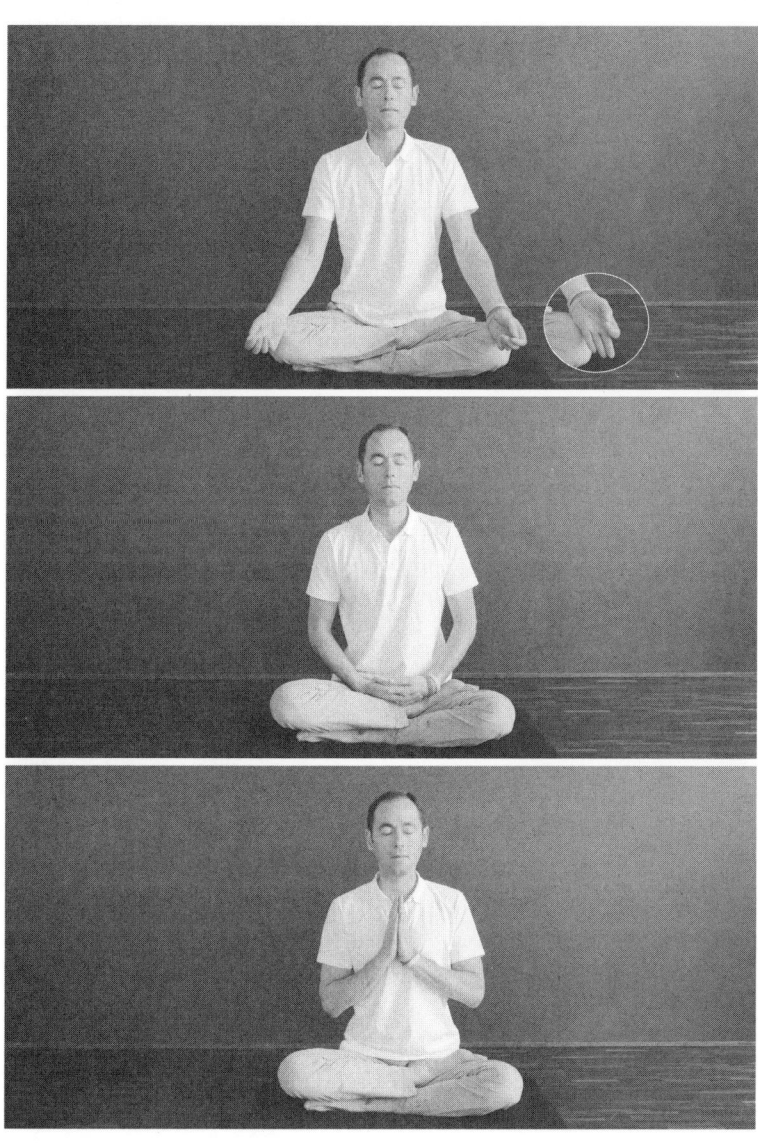

In dieser Grundhaltung kann die Meditation morgens, nach dem Aufstehen, und abends, vor dem Einschlafen, für 5-10 Minuten praktiziert werden.

Meditation zur Einstimmung
oder Ausklang des Tages

- Nimm deine bevorzugte Sitzhaltung ein
- Halte die Wirbelsäule gerade und den Körper entspannt.
- Schließe deine Augen und atme drei Mal langsam ein und aus.
- Bringe nun die Handflächen vor der Brust sanft zum „Wai" aneinander und lege deine Zungenspitze an den Gaumen.
- Im Mittelpunkt der Meditation steht die Konzentration auf den Punkt, an dem sich deine Mittelfinger berühren.
- Über diese symbolische Antenne der Mittelfinger wird eine Verbindung zum Höchsten Prinzip hergestellt.
- Verweile in dieser Ausrichtung und spüre den geistigen Austausch, das Einswerden.
- Sollte der Geist abschweifen, lächele und kehre mit der inneren Aufmerksamkeit wieder zu dem Punkt zwischen deinen Mittelfingern zurück.
- Verweile 5-10 Minuten mit diesem auf das Höchste Prinzip ausgerichteten Geist.
- Dein Bewusstsein öffnet sich nach und nach und wird immer klarer und lichtvoller.
- Sei dankbar.
- Öffne dann langsam deine Augen.

Harmonie von Kopf, Bauch und Herz

Wirke mit der folgenden Übung auf die Dreiheit von Körper, Gefühlen und Gedanken mit ihren Wünschen und Interessen so ein, dass sie sich der höheren Dreiheit öffnen. Diese höhere Dreinheit denkt, fühlt und handelt ebenfalls, verwirklicht dabei jedoch ausschließlich gesunde und lichtvolle Prinzipien im Menschen.

Die Handpositionen können für zwei Minuten und länger gehalten werden, bis sich ein klarer, ausgerichteter Zustand im Geist entfaltet hat. Eine gute zeitliche Orientierung ist die bewusste Lenkung der Aufmerksamkeit auf die Atmung. Einundzwanzig ruhige Atemzüge sind ideal für die Fokussierung des Geistes auf die entsprechende Körperpartie und die jeweiligen Prinzipien, die dieser Bereich repräsentiert. Denke gut, handele gut und fühle gut.

Selbstbehandlung im Sitzen

- Nimm deine bevorzugte Sitzhaltung ein.
- Schließe deine Augen.
- Komme für drei langsame Atemzüge zur Ruhe.
- Deine Schultern sind entspannt, dein Kiefer ist entspannt, dein Gesicht ist entspannt.
- Lege nun deine Handflächen über deine Augen.
- Halte dabei die Finger ruhig und locker.
- Die äußeren Eindrücke treten zurück, innere Spannungen lösen sich.
- Licht überträgt sich auf deine Augen und erhellt deine Gegenwart.
- Das Licht beruhigt und erhebt deine Gedanken – think good.
- Sprich dann innerlich drei Mal oder häufiger: „Ich denke Gutes."
- Verweile 21 Atemzüge
- Führe nun die Handflächen zum Bauch
- Das Sonnengeflecht nimmt die nährende Energie auf und verteilt sie harmonisch in die Zellen und Organe, hinunter zu den Füßen und bis hoch zum Kopf
- Fühle dich erfüllt von Freude und Kraft – do good
- Sprich innerlich drei Mal oder häufiger: „Ich tue Gutes."
- Tauche 21 Atemzüge ein.
- Lege nun deine Hände auf dein Herz-Chakra.
- Liebe durchströmt deinen Brustraum.

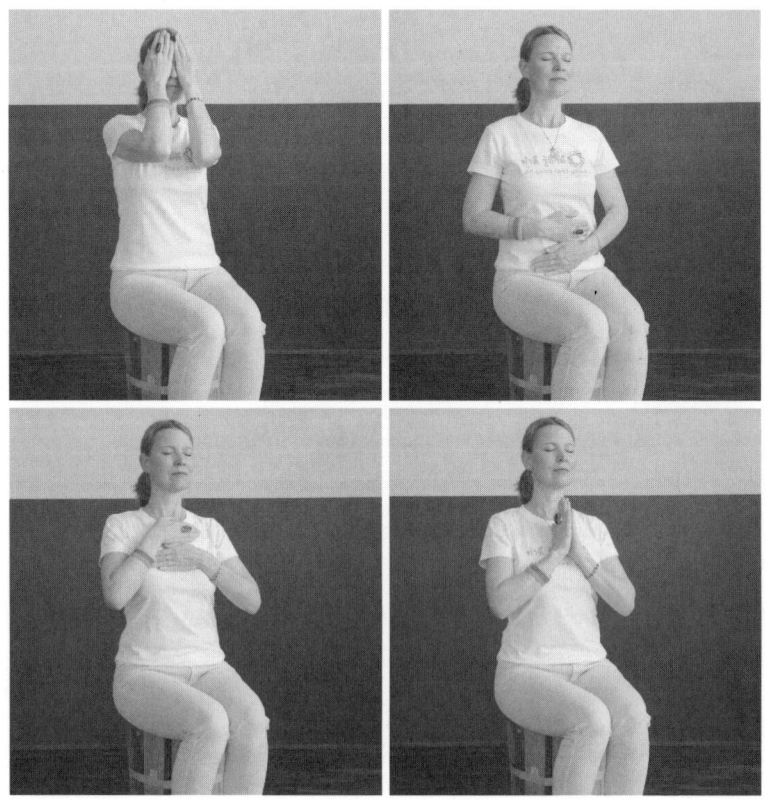

- Harmonie erfüllt dein Herz.
- Spüre den Frieden und die Zuversicht in dir – feel good.
- Sprich innerlich drei Mal oder häufiger: „Ich fühle Gutes."
- 21 Atemzüge verweilen.
- Bringe zum Abschluss die Hände zum „Wai" und danke dir und den Höheren Kräften.
- Öffne nun langsam deine Augen.

- Jeden Augenblick kannst du die jetzt in dir aktivierten positiven Kräfte in deinen Alltag hineinwirken lassen.
- Denke gut, handele gut und fühle gut.

Chanten zur Energieaktivierung

Während jeder Wiederholung eines Bija-Mantra (Keim-Mantras) wird das zugehörige Chakra aktiviert, und es steigt ein Energiestrom entlang der Wirbelsäule bis zum Kronen-Chakra auf.[22] Alle sieben Bija-Mantras und Chakras werden so aktiv. Wenn zum Abschluss das Mantra AUM[23] gesungen wird, erfasst seine sich ausbreitende Schwingung noch einmal alle Energie-Zentren, und es bildet sich eine Lichtsäule. Praktiziere das Chanten mit Feingefühl, ohne Anstrengung, und spüre im Inneren seinen Vibrationen nach.

Aussprache der Bija-Mantras

LAM

Lege die Spitze der Zunge auf den hinteren Teil des oberen Gaumens. Aussprache LAHM.

---

22 Die von uns vorgestellte Zuordnung basiert auf der Lehre der Kabbala und des Yoga.

23 Die Silben 'A', 'U' und 'M haben spezifische Wirkungen und symbolisieren die drei Perioden der Zeit, die drei Stufen des Bewusstseins, die gesamte Existenz. 'A' ist der Zustand des Wachseins und fördert die Beta-Wellen (15 Hz). 'U' ist der Zustand des Träumens und fördert Theta-Wellen (5 Hz). 'M' ist der Schlafzustand und fördert die Delta-Wellen (2 Hz).

VAM

Bewege die Vorderzähne auf den inneren Abschnitt der Unterlippe und beginne mit einem gehauchten Konsonanten. Aussprache FVAHM.

RAM

Rolle das 'R' wie im Spanischen und sprich das Mantra wie den ersten Teil des Wortes *rumble*, Rampe oder Rambutan aus. Aussprache RAHM.

YAM

Sprich das Mantra wie das Wort "Ja" aus. Lasse den Ton "A" mit deiner Atmung zusammen den Mund und die Rachenhöhle erfüllen. Aussprache YAHM.

HAM

Sprich den Laut wie das Wort Hamster. Erstrecke oder verlängere den Atem über die Verlängerung des Vokals "A". Aussprache HAHM.

KSHAM

Dieser Laut ist ein *sanyukta*, welches die Komponenten 'Ka' und 'Sha' verbindet. 'Sa' stammt aus 'Ham-Sa', das Mantra des Atems. Aussprache KH-SHAHM.

AUM

Dieser Laut entspringt mit dem Ausatmen als anflutendes „A" der Kehle, rollt langsam mit dem „U" über die Zunge und endet beim „M" mit geschlossenen Lippen. Gleichzeitig und spürbar steigt die Schwingung des „A" und „U" vom Nabel hinunter zur Wurzel und dann langsam hinauf bis zum oberen Teil der Nasenflügel, um dann im letzten Drittel in das „M" überzugehen, welches im Scheitel vibriert. Das „M" sollte lange nachschwingen, sich langsam aus dem physisch hörbaren Laut lösen, hinein in den ausgedehnten Raum der Stille und des Einswerdens. Aussprache HAA-UUH-MMM

Bija-Chant 1

- Sitze in deiner bevorzugten Position
- Atme tief mit einer Vollatmung ein und mache eine kurze Atempause.
- Chante beim Ausatmen dreimal kräftig das Mantra:
  LAM – LAM – LAM
- Atme ein und mit der nächsten Ausatmung chante:
  VAM – VAM – VAM
- Mit jeder Ausatmung chante dreimal kräftig das nächste Mantra:
  RAM – RAM – RAM
  YAM – YAM – YAM
  HAM – HAM – HAM
  KSHAM – KSHAM – KSHAM
  A – U – M
- Atme ein und mit der nächsten Ausatmung: A – U – M
- Atme ein und mit der nächsten Ausatmung: A – U – M
- Wiederhole das aktive Chanten des Urlautes AUM noch ein

paar weitere Zyklen und erfülle dich mit seiner spirituellen Kraft.

Bija-Chant 2

- Sitze in deiner bevorzugten Position.
- Atme tief mit einer Vollatmung ein und mache eine kurze Atempause.
- Chante beim Ausatmen alle sieben Bija-Mantras hintereinander.
  LAM – VAM – RAM – YAM – HAM – KSHAM – A-U-M
- Wiederhole diese Mantra-Reihe 6, 12 oder 21 Mal.

Dein Tagesprinzip

Nimm die drei Karten fächerförmig in eine Hand und ziehe mit geschlossenen Augen intuitiv eine Karte, die dich durch den ganzen Tag begleiten wird. Die Heilkraftmittler können auch ausgelegt, und mit einem Abstand von zehn Zentimentern kann die Handfläche über die Karte gehalten werden, um dem Resonanzprinzip nachzuspüren. Wird die Hand warm, beginnt sie zu kribbeln oder es entsteht ein Gefühl des Soges im Hand-Chakra, ist der Energieaustausch mit diesem Heilkraftmittler und seinem gespeicherten Heilwissen sehr hoch. Wähle den 3-Heilung Kraftmittler, der die stärksten Energiephänomene ausgelöst hat, denn für diesen Schwingungsanteil wurde ein erhöhter Bedarf ermittelt.

Dieser Heilkraftmittler sollte dich den Tag hindurch begleiten. Er kann am Arbeitsplatz liegen, in öffentlichen Transportmitteln in der Hand gehalten werden oder zur Energetisierung des Essens und der Getränke verwendet werden. Auch die Farbschwingung kann als Anregungen für den Tag dienen, in Form der Farbe der Nahrungsmittel, Kleidung oder inneren Visualisierung, die wir bei der Meditation oder Behandlungen wählen.

Mit der intuitiv ausgewählten Karte sollten wir an diesem Tag aber insbesondere die innere Ausrichtung auf die sie repräsentierende Ebene lenken. Beobachte zunächst besondern achtsam, welche alltäglichen Muster und Mechanismen in der Mentalebene, in den Gefühlen oder in den Handlungen wirken. Dies fördert eine gute Selbsterkenntnis und das Bewusstsein für uns selbst. Gestalte dann durch Lesen der Schöpferworte oder innere Verbindung mit dieser Botschaft deine Alltagsgedanken, -gefühle oder -handlungen aktiv um. Schaue genau, wie du Gutes denken, Gutes fühlen oder Gutes tun hier und jetzt umsetzen kannst. Durch diese erhöhte Achtsamkeit und bewusste Umprogrammierung wird das Karma des Guten in Bewegung gesetzt, und dies wirkt sich äußerst kraftvoll auf die Lebensumstände aus.

Die Wahl des Heilkraftmittlers ist ein schönes Ritual, das Freude macht, erkenntnisreich ist und eine große Transformationskraft beinhaltet.

Dein 3-Heilung Kraftort

Lege die drei Heilkraftmittler im Halbkreis vor dir oder seitlich neben dir aus. Die programmierten Karten treten sofort in Interaktion und bilden ein dreidimensionales Energiefeld. Man kann verschiedene Gedanken, Wünsche, Situationen oder Angelegenheiten in dieses Energiefeld hinein visualisieren. So können sich Themen verwandeln und in einem ganz anderen Licht erscheinen. Die Übung gibt die Kraft und das Bewusstsein, um nach und nach selbst die schwierigsten Situationen zu meistern.

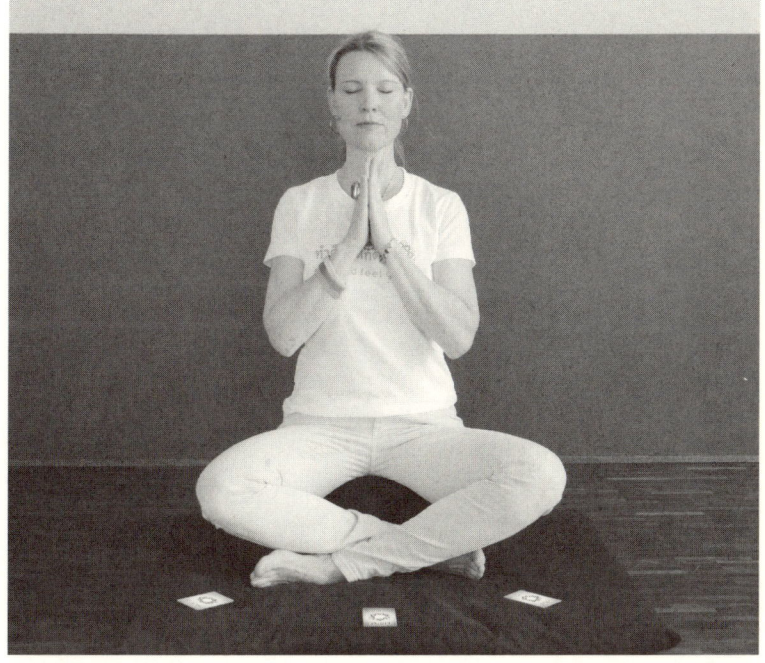

Kraftort-Meditation

- Nimm deine bevorzugte Sitzhaltung ein.
- Halte die Wirbelsäule gerade und den Körper entspannt.
- Lege die Heilkarten im Halbkreis vor dir aus.
- Betrachte sie kurz, und nimm ihre Energie über die Augen auf.
- Schließe nun die Augen.
- Von den Karten ausgehend, bildet sich ein Energiefeld um dich herum.
- Dieses Kraftfeld vereint alle materiellen und geistigen Kräfte in dir.
- Empfange Licht, Harmonie und Vertrauen daraus.
- Vergegenwärtige dir, dass alles, was ist, gut ist.
- Du tauchst in kosmisches Licht und Wärme ein.
- In dieser Verbindung kannst du die Erkenntnisse und Antworten finden, die du gerade benötigst.
- Praktiziere diese Übung, bis du dich immer mehr als nichtgetrenntes Wesen wahrnimmst.
- Bringe deine Handflächen zum Abschluss kurz vor der Brust zum „Wai" zusammen.
- Sei dankbar.
- Öffne dann langsam und bewusst die Augen.

3-Heilung

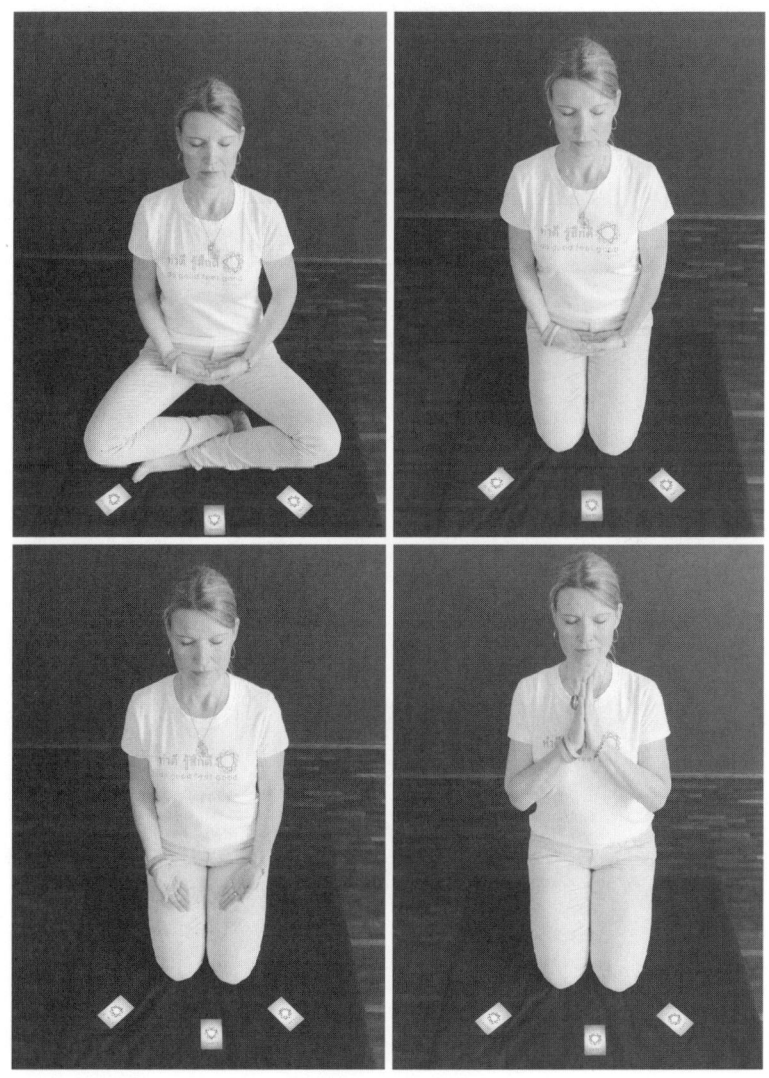

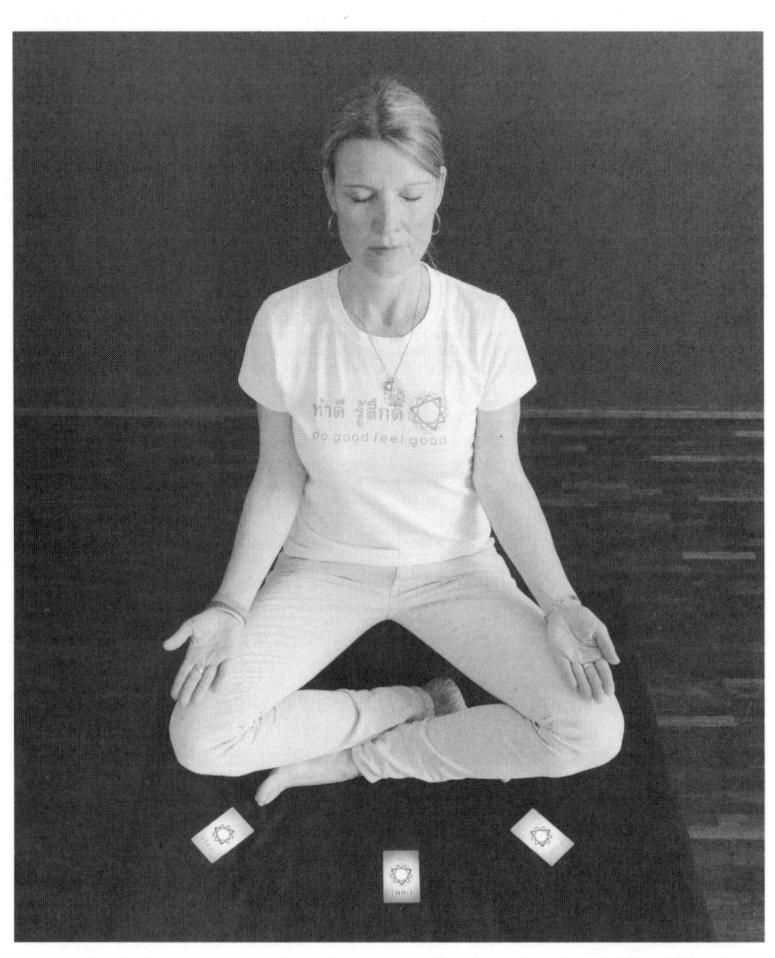

Kraftort-Selbstbehandlung im Sitzen

- Nimm deine bevorzugte Sitzhaltung ein.
- Lege die Heilkarten im Halbkreis vor dich aus.
- Deine Schultern sind entspannt, dein Kiefer ist entspannt, dein Gesicht ist entspannt.
- Das aufgebaute Kraftfeld vereint alle Kräfte in dir und macht dich zum Schöpfer deiner Gegenwart.
- Lege nun deine Handflächen über deine Augen,
- Oder führe die Hände zu den Ohren.
- Halte dabei die Finger ruhig und entspannt.
- Sprich die Schöpferworte: Göttliches Licht erhellt meine Gedanken und durchgeistigt meinen Verstand. Ich denke Gutes.
- Wiederhole die Schöpferworte nach eigenem Empfinden.
- Verweile 21 ruhige Atemzüge in dieser inneren Ausrichtung.
- Führe nun deine Handflächen zum Bauch.
- Sprich die Schöpferworte: Göttliche Kraft vitalisiert meinen Körper und kräftigt meinen Willen. Ich tue Gutes.
- Wiederhole die Schöpferworte nach eigenem Bedürfnis.
- Verweile 21 ruhige Atemzüge in dieser Energie.
- Lege nun deine Hände auf dein Herz-Chakra, auf der Brustmitte.
- Sprich die Schöpferworte: Göttliche Liebe erwärmt mein Herz und erfüllt meine Seele. Ich fühle Gutes.
- Wiederhole die Schöpferworte und verweile 21 ruhige Atemzüge in dieser Schwingung.

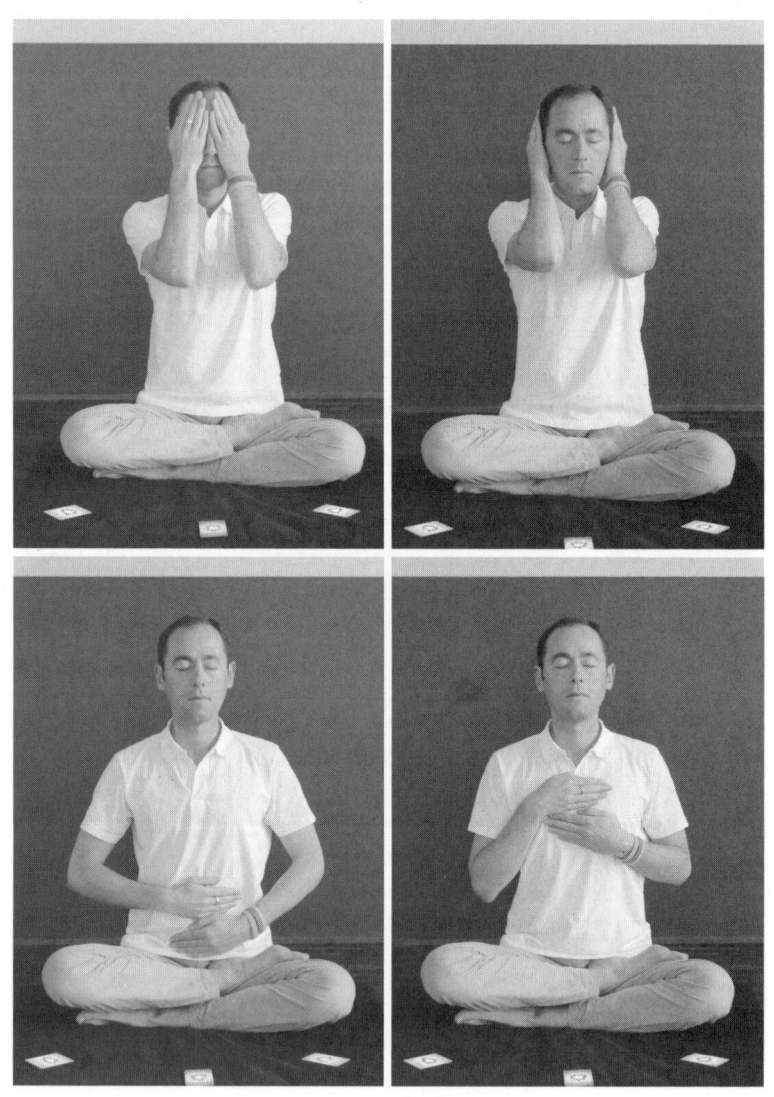

3-Heilung

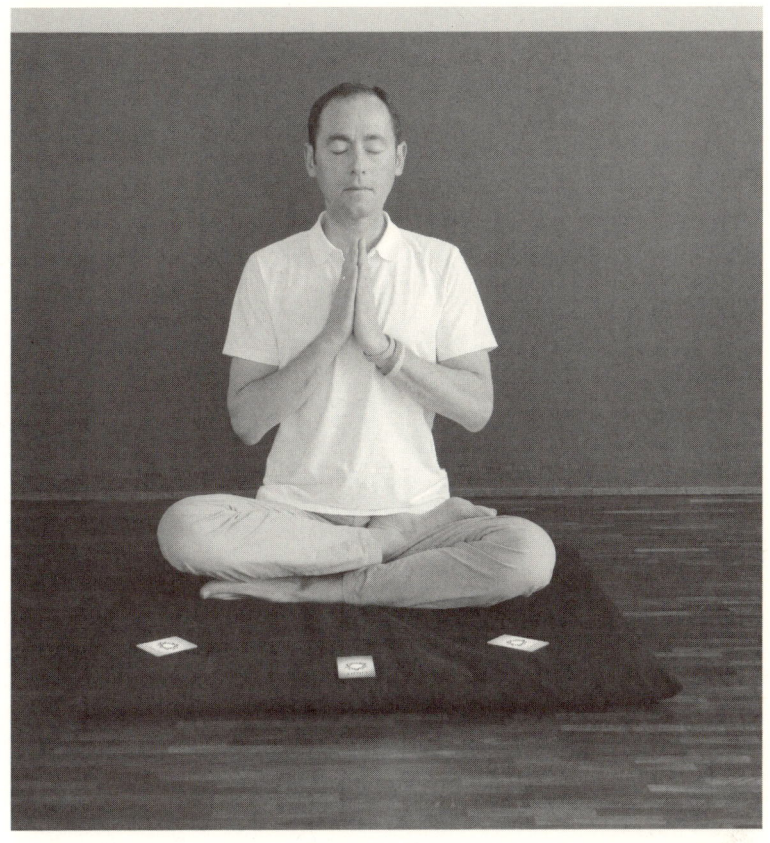

- Bringe dann deine Handflächen vor der Brust zum „Wai" aneinander. Sei dankbar.
- Denke gut, fühle gut, handele gut – das ist der Weg zu Harmonie und Wohlbefinden.
- Öffne dann langsam die Augen.

Kraftort-Selbstbehandlung im Liegen

Die 3-Heilung Kraftmittler können im Liegen auf den Bauch (orange), die Brust (grün) und die Stirn (violett) platziert werden; auf inneren Wunsch aber auch auf jede andere Körperpartie. Durch die so eingesetzten Heilkraftmittler entsteht ein spezifisches Energiemuster und ein Kraftort.

Es können auch zwei Karten seitlich neben den Körper und ein Kraftmittler deiner Wahl auf eines der bevorzugten Energiezentren aufgelegt werden. Dieser einzelne Kraftmittler kann wahlweise auch zu jeder Handposition „mitwandern" und als Kraftverstärker wirken. Auch für diese Energieübung bietet es sich an, in jeder Position für einundzwanzig Atemzüge zu verweilen, einzutauchen und den Geist dabei aber dennoch aktiv und klar zu halten.

Vorbereitung

- Nimm deine bevorzugte Stellung im Liegen ein und lege die Heilkarten auf oder neben dich.
- Deine Schultern sind entspannt, dein Kiefer ist entspannt, dein Gesicht ist entspannt.
- Das nun aufgebaute Kraftfeld durchdringt und nährt alle Ebenen deines Seins.

Kopfpositionen

- Lege deine Handflächen über deine Augen, halte dabei die Finger ruhig und entspannt; dies fördert Klarheit und Intuition.
- Das Licht beruhigt und erhebt deine Gedanken.
- Löse dich vom Geschehen, werde zum Beobachter der wirkenden geistigen Kräfte und Energien.
- Verweile einundzwanzig ruhige Atemzüge.
- Führe die Hände zu den Ohren; dies harmonisiert beide Gehirnhälften und mildert Sorgen (*21 Atemzüge*).
- Lege deine Hände auf den Hinterkopf; dies hilft beim Einschlafen und Aufwachen, fördert Intuition und ganzheitliche Sichtweise (*21 Atemzüge*).
- Lege deine Hände vor den Hals; dies harmonisiert Blutdruck und Schilddrüsenfunktion (*21 Atemzüge*).

Bauchpositionen

- Führe nun deine Handflächen zum Bauch; Kreativität, Verdauungsfunktion und Entgiftung werden aktiviert.
- Fühle dich erfüllt von Freude und Kraft (*21 Atemzüge*).
- Lege die Hände auf die Leistenbeuge; diese Position reguliert den Blutdruck und Lymphfluss und löst innere Spannungen (*21 Atemzüge*).

Rückenposition (weiterhin auf dem Rücken liegend)

- Lege deine Hände oberhalb der Taille, die Finger sind am Rücken, der Daumen zeigt nach vorne; dies fördert emotionale und mentale Entspannung, stärkt die Nieren (*21 Atemzüge*).
- Lege eine Hand auf das Ende der Wirbelsäule (Steißbein), die andere Hand auf den Unterbauch; dies stärkt die Nerven und fördert Kreativität (*21 Atemzüge*).

Herzpositionen

- Führe nun deine Hände auf den oberen Brustkorb, an dein Herz-Chakra; dies harmonisiert die Gefühle, reguliert das Herz und Immunsystem.
- Liebe durchströmt deinen ganzen Brustraum.
- Harmonie erfüllt dein Herz (*21 Atemzüge*).
- Denke gut, fühle gut, handele gut – das ist der Weg zu Harmonie und Wohlbefinden.
- Erfülle dich mit Dankbarkeit.
- Öffne nun behutsam die Augen.

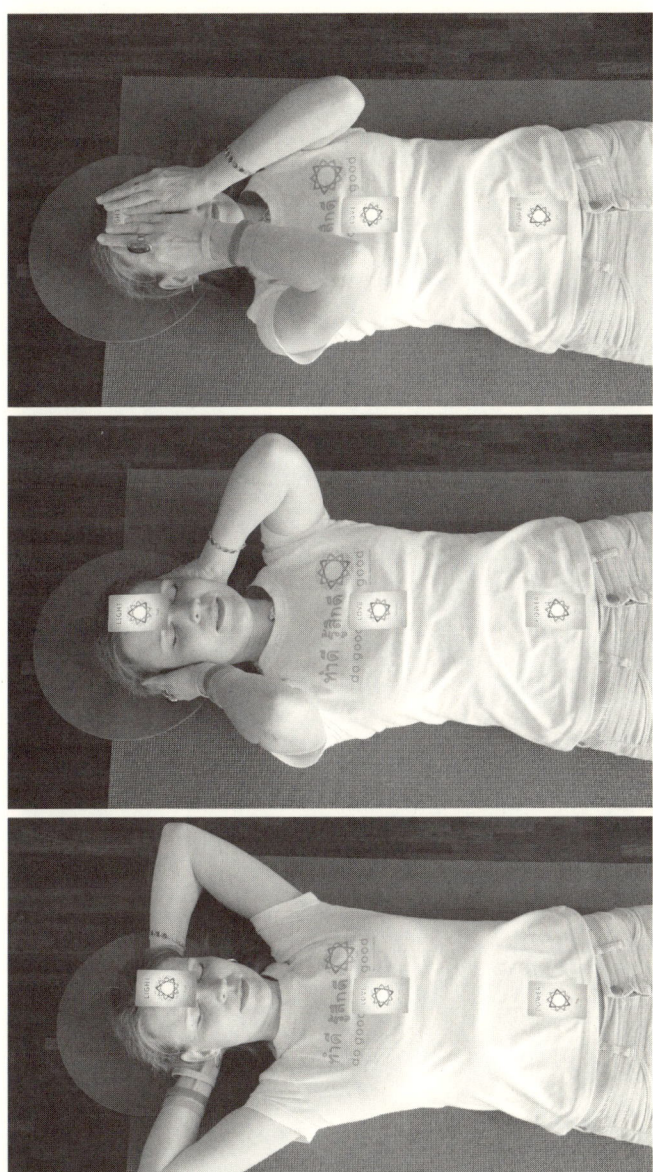

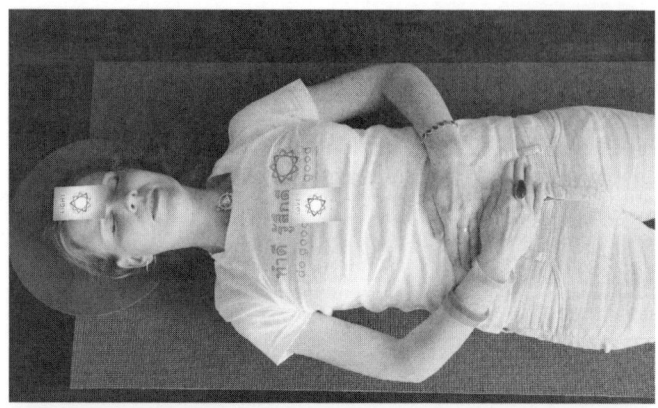

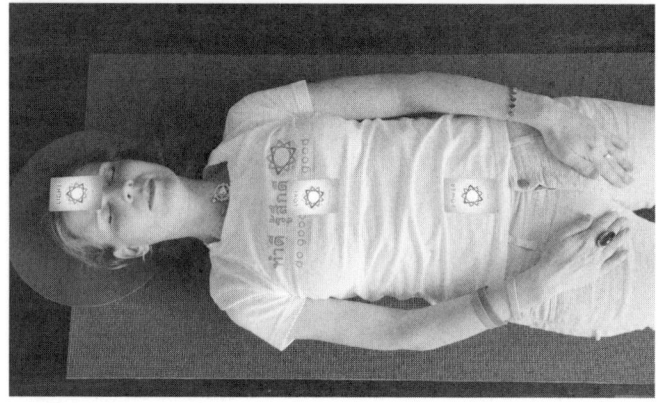

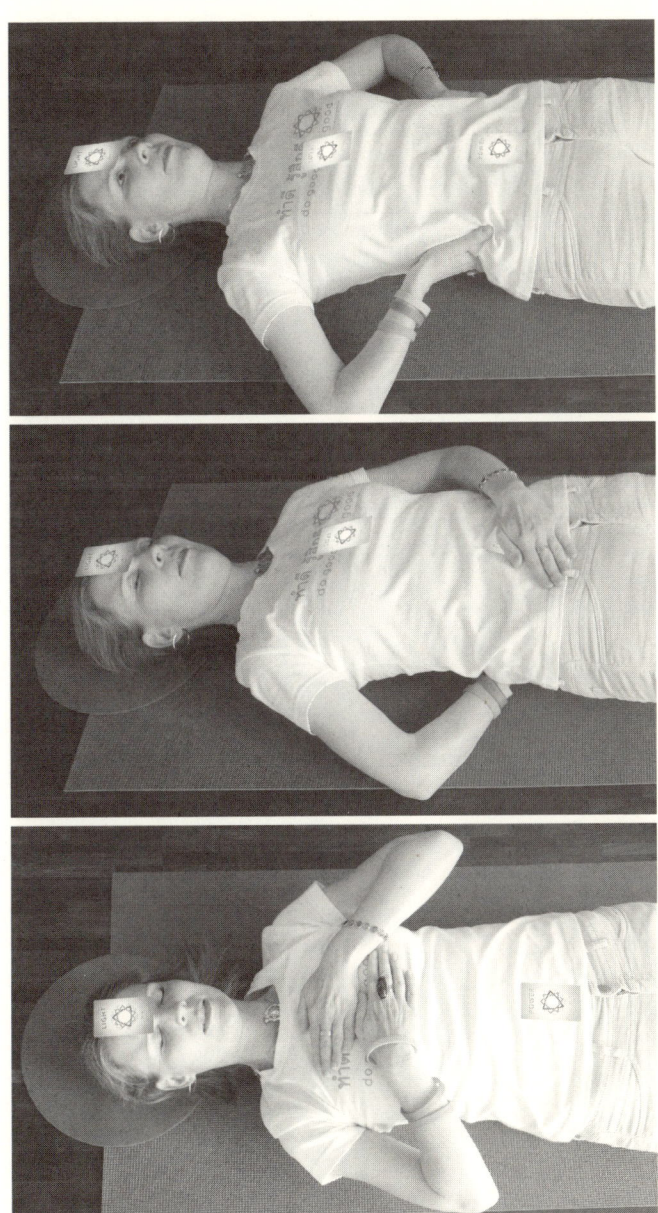

Einklang - Selbstbehandlung

Die Geistigen Gesetze repräsentieren die kosmische Ordnung. Die 3-Heilung Kraftmittler aktivieren die Anbindung des Menschen an diese Ordnung und diese Gesetzmäßigkeiten. Sie übertragen Impulse, die den Einklang mit dem Rhythmus des Universums wieder besser spürbar werden lassen. Ein Gefühl von Schutz und tiefer Geborgenheit stellt sich ein. Insbesondere für Menschen, die ein unruhiges Energiemuster haben, das sich als Stimmungsschwankungen oder immer wiederkehrende physische Themen, wie beispielsweise Migräne, äußert, ist diese Übung sehr empfehlenswert.

Die Chakras entlang der Wirbelsäule und im Kopf haben ihre Entsprechung zu den neun Geistigen Gesetzen. Mithilfe der Energiekarten und dem Herz-Chakra wird die Harmonie und das Eingebettetsein in die universellen Geistigen Gesetzen bewusst gefördert.

Anwendung mit einer Karte

- Lege die linke Hand mit einer Energiekarte deiner Wahl auf das Herz-Zentrum.
- Führe die rechte Hand nacheinander von unten nach oben auf die sechs anderen Chakras. Verweile auf jedem Chakra einundzwanzig Atemzüge oder länger.
- Sprich bei jeder neu eingenommenen Handposition innerlich: Einklang mit den Geistigen Gesetzen – Jetzt! Chakra Harmonie – Jetzt!
- Spüre dann der Schwingung in jedem Chakra nach.
- Sei dankbar für die Anbindung an die geistige Ordnung.
- Öffne nun langsam deine Augen.

Anwendung mit drei Karten

- Bei Verwendung aller Karten: Die Kraft-Karte auf den Bauch, die Herz-Karte auf die Brustmitte und die Mental-Karte auf die Stirn legen.
- Die linke Hand auf das Herz-Zentrum legen, und die rechte Hand nacheinander von unten nach oben auf die fünf Chakras entlang der Wirbelsäule und die zwei am Kopf bewegen.
- Auf jedem Chakra bis zu einundzwanzig Atemzügen verweilen.
- Sprich innerlich bei jeder neuen Handposition:
- *Einklang mit den Geistigen Gesetzen* – Jetzt!
- *Chakra-Harmonie – Jetzt!*
- Erfülle dich mit der entstehenden Dankbarkeit und Geborgenheit.
- Öffne dann achtsam die Augen.

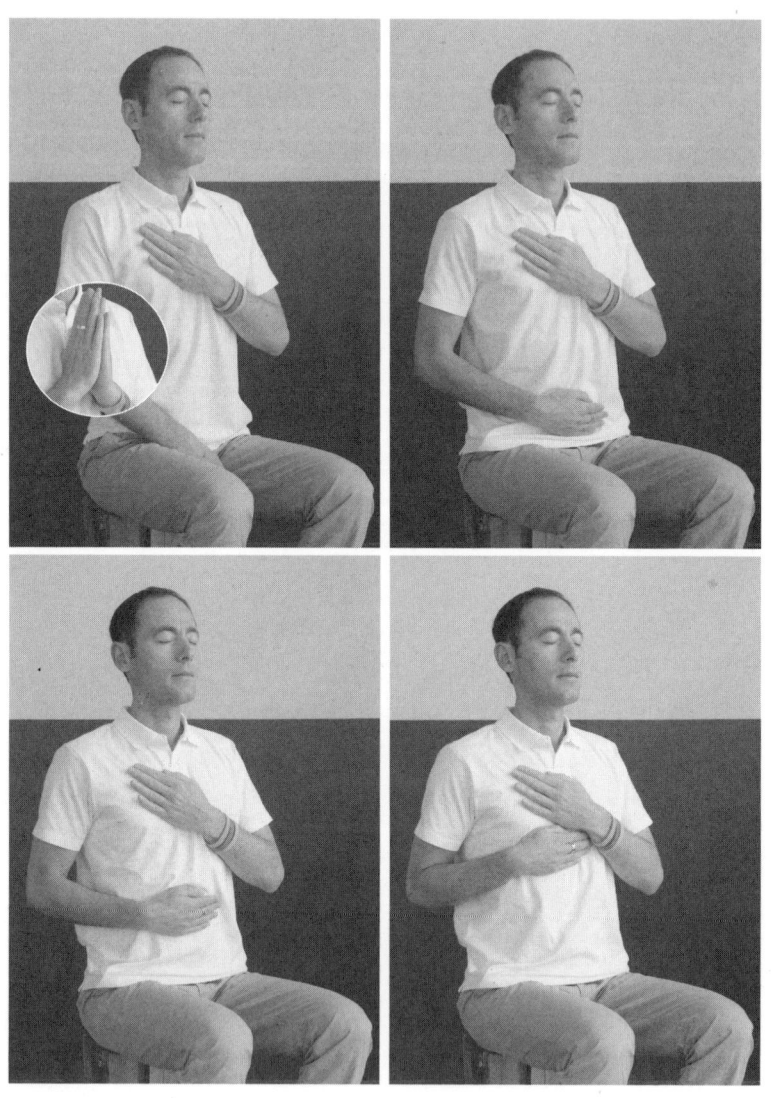

3-Heilung

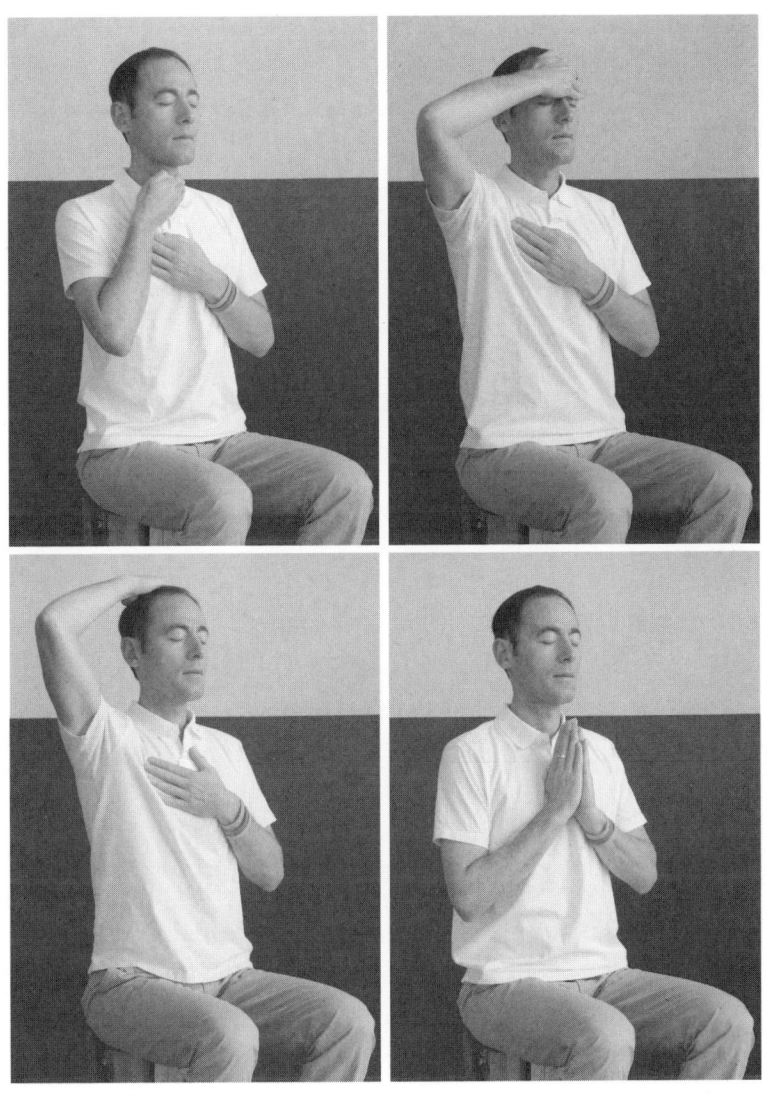

Partner-Behandlung

Die Partner-Behandlung dient ebenfalls der Förderung der Dreieinheit und Aktivierung der Höheren Prinzipien, repräsentiert
durch die 3-Heilung Ebenen Kopf, Bauch und Herz. Ganz gleich,
welche Heilkarte oder welches Mantra ausgewählt wird, es hat
immer dasselbe Ziel: Das Freisetzen und Konzentrieren von in-
newohnenden Tugenden und Kräften. Die 3-Heilung Kraftmittler
haben die Fähigkeit, diese höchsten Aspekte in uns und anderen
zum Klingen zu bringen.

Der vordere und rückwärtige Aspekt eines Chakras arbeiten zusammen und werden daher paarig behandelt. Auf der Vordersei-
te des Körpers bestimmen die Emotionen, ihre Gegenstücke auf
dem Rücken lenken den Willen. Intellekt, Vernunft und die mentalen Prozesse werden durch die Chakras im Kopf gesteuert.

Zu Beginn nimm die Heilkarten in deine Hände, schließe deine Augen und löse dich von jeglicher Erwartung. Vertraue auf
das Wirken der „3-Heilung Prinzipien". In jeder Position kannst
du die entsprechende Heilkarte zur Unterstützung verwenden
oder ein und dieselbe Heilkarte für alle Positionen einsetzen.
Man kann in jeder Handposition das entsprechende Mantra wiederholen oder alle sieben Mantras von LAM bis AUM anwenden. Verweile nach dem Chanten jeweils einundzwanzig ruhige
Atemzüge, bis dein Geist ruhig und klar ist. Löse dich dann vom

Geschehen und werde zum Beobachter der wirkenden geistigen Kräfte und Energien.

3-Heilung Partner-Behandlung
im Sitzen und im Stehen

Kopfposition

- Schließe deine Augen, atme ein, atme aus.
- Löse dich von jeglicher Erwartung. Vertraue auf das Wirken der „3-Heilung Prinzipien".
- Öffne deine Augen und beginne mit der Behandlung.
- Lege eine Hand an die Stirn zwischen den Augenbrauen und die andere auf den Hinterkopf.
- Die (violette) Heilkarte liegt unter einer deiner Hände. (*21 Atemzüge*).

Bauchposition

- Lege dann eine Hand auf das Bauch-Zentrum.
- Halte die andere Hand an den unteren Rücken.
- Die (orange) Heilkarte liegt unter einer deiner Hände (*21 Atemzüge*).

Herzposition

- Eine Hand auf das Herz-Chakra, an der Brustwirbelsäule, die andere zwischen die Schulterblätter legen.
- Die (grüne) Heilkarte liegt unter einer deiner Hände (*21 Atemzüge*).

Abschluss

- Bringe deine Hände zum Wai vor deiner Brust zusammen.
- Sei dankbar.
- Bedanke dich bei der Höheren Kraft und der Person, die diese Kräfte empfangen hat.

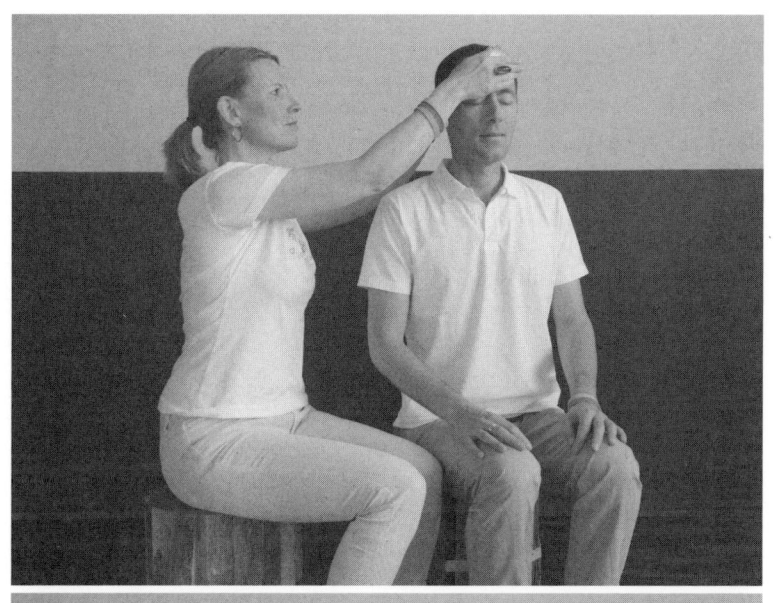

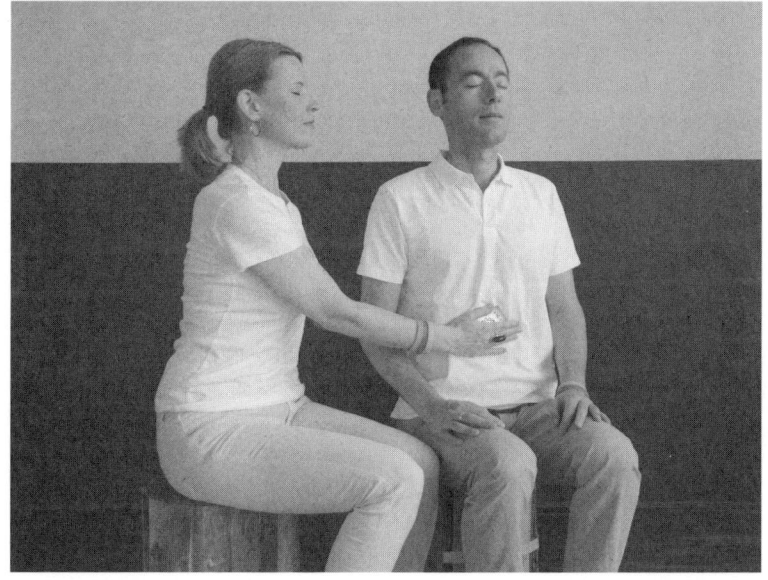

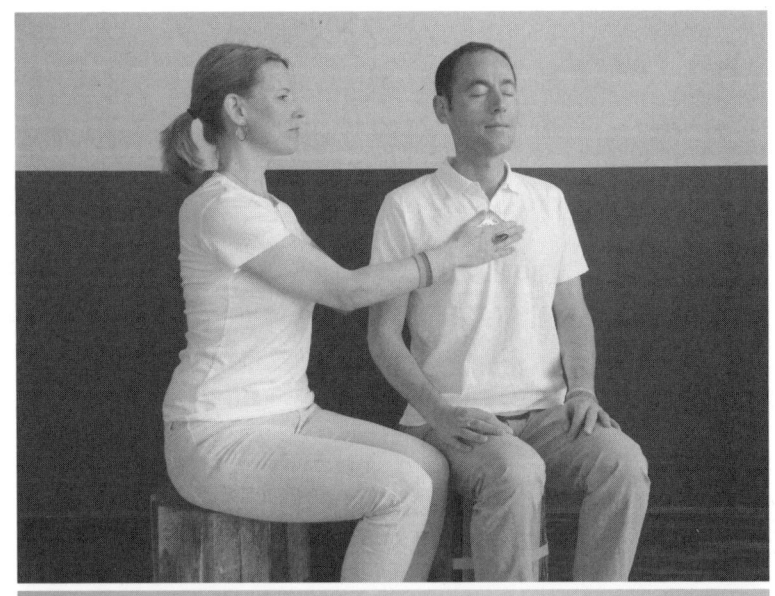

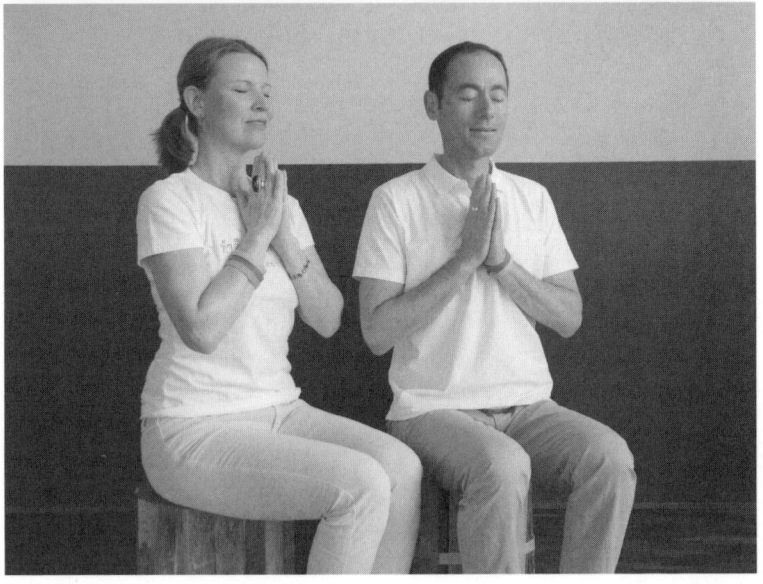

3-Heilung

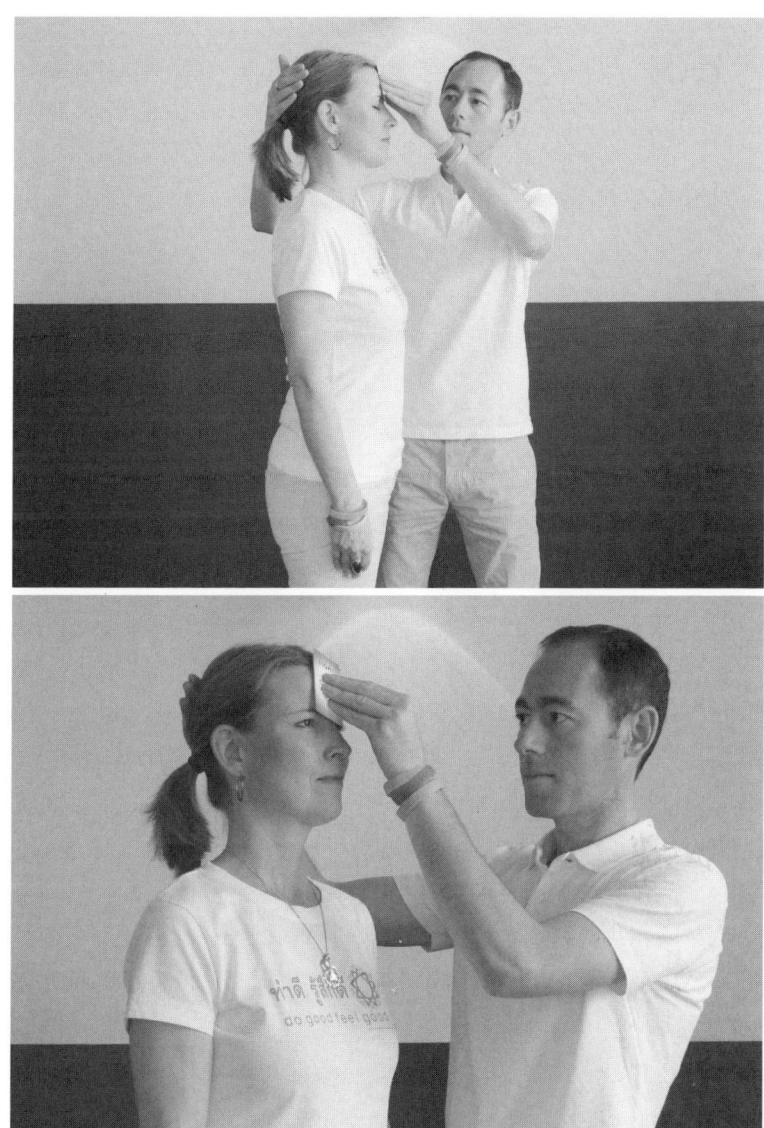

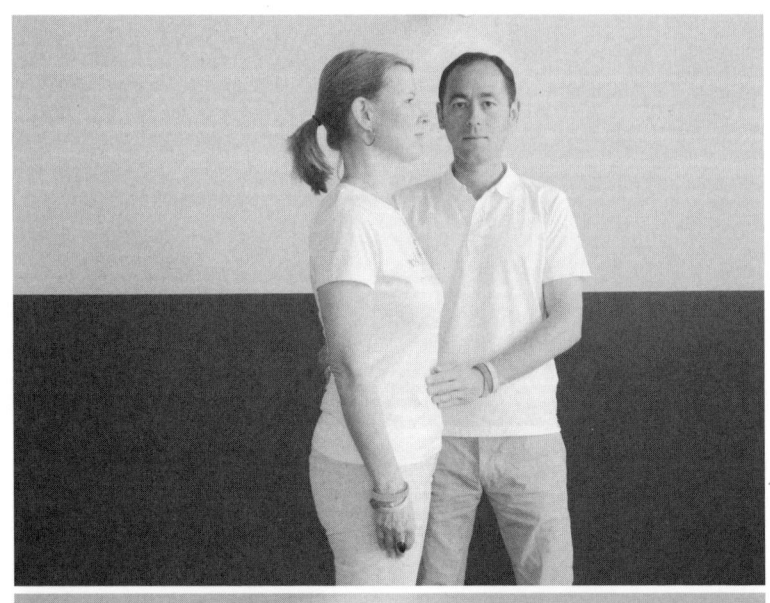

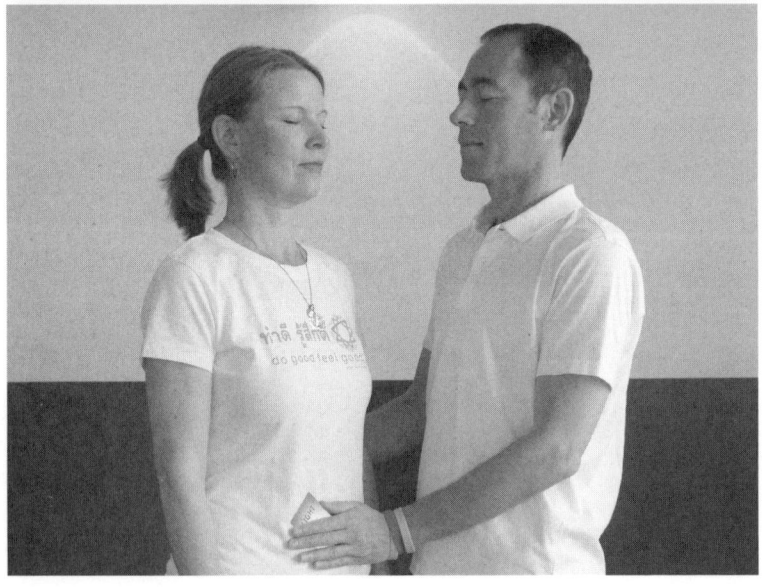

3-Heilung

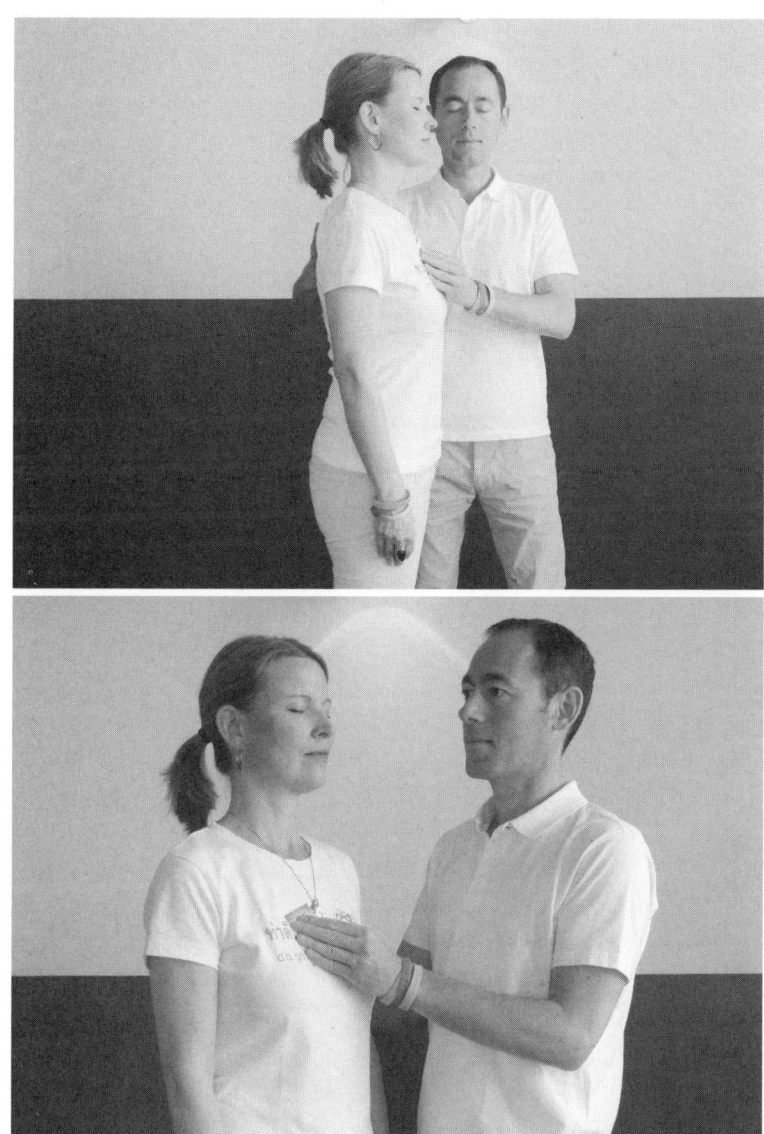

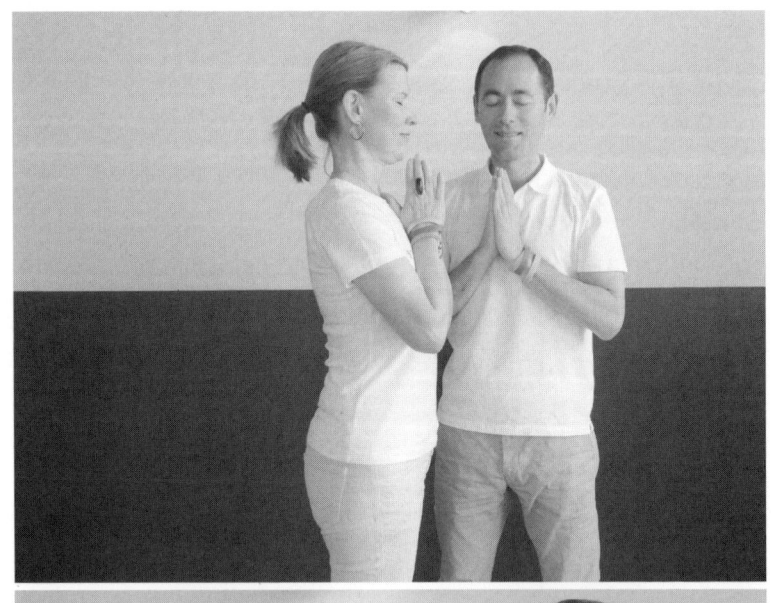

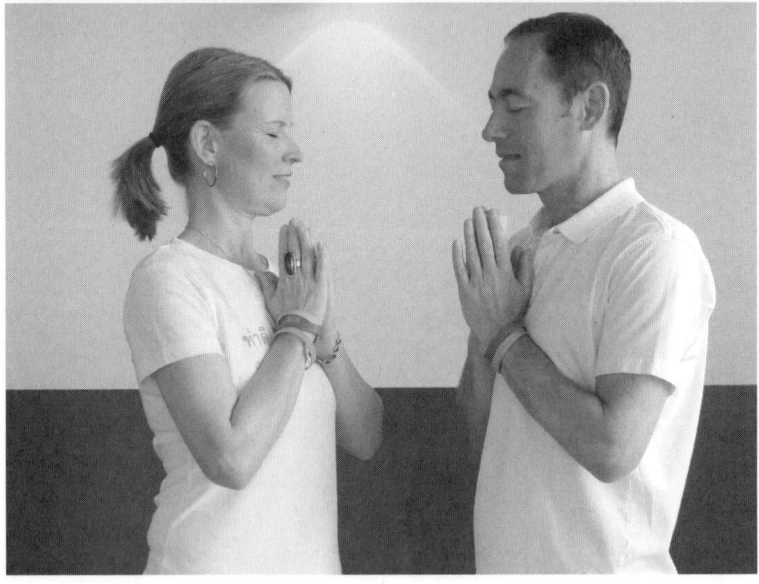

3-Heilung

Chants für den Frieden

Das Saha Navavatu und Loka Samasta sind zentrale Aussagen des „Sutra von der Güte" und zugleich ein indisches Gebet für den Weltfrieden, welches hilft, in allen Lebenssituationen friedvolle Güte zu zeigen. Diese Chants können zum Abschluss spiritueller Treffen nacheinander gesprochen oder gesungen werden.

Saha Navavatu - Friedensmantra

Das Mantra für Frieden und Zusammengehörigkeit zwischen Schüler uund Lehrer kann zu Beginn einer Meditation, einer Heilbehandlung oder Yoga-Stunde rezitiert werden. Auch zum Abschluss einer spirituellen Veranstaltung mit dem anschließenden Loka Samasta kann gesungen werden.

Om sahanavavatu saha nau bhunaktu
Saha viryam karavavahai
Teja svinava dhitamastu
Mah vidvishavahai
Om Shanti, Shanti, Shantih (3x)

„Lasst uns gemeinsam mutig voranschreiten, lasst uns Nahrung gemeinsam aufnehmen, lasst uns gemeinsam meditieren über das Höchste Göttliche Licht. Lasst uns nicht streiten oder aufeinander eifersüchtig sein. Om Frieden, Frieden, Frieden."

Loka Samasta – Friedensgebet

Die Botschaft des traditionellen Loka Samasta wird als „Möge jedermann in dieser Welt glücklich sein" verstanden. Wir sollten alle zu Verkörperungen der Liebe werden. Unser Ausblick sollte ab heute aber viel weiter sein, unsere Gebete allumfassender für alle Wesen in allen Welten, die in diesem ganzen Universum, Mikrokosmos und Makrokosmos, vorhanden sind.

Wir können es sprechen oder chanten:

Loka Samasta Sukhino Bhavantu (3x)
Om Shanti, Shanti, Shantih

„Mögen alle Wesen in allen Welten glücklich sein. Mögen alle Welten in dir glücklich sein. Mögen die Welt der Gedanken, die Welt der Gefühle und alle anderen Welten in mir in Harmonie und Einklang schwingen. Möge Kummer und Leid vergehen, und möge ich mein Bestes dafür geben. Om Frieden, Frieden, Frieden."

Anhang I

Weitere Anwendungen

Die Meditationen und Anwendungen aus unseren Publikationen
können mit Hilfe der 3-Heilung Kraftmittler ergänzt werden.

Gesundheit als Weg zum Selbst.

Ein Handbuch zur Heilung und Gesundwerdung im Alltag

Meditation

- Wie oben so unten – die doppelte Dreieinheit
- Die Sinne zurückziehen – Pratyahara
- Heilungsmeditation – Ich verbeuge mich vor meinem höheren Selbst
- Trataka-Kerzenmeditation zur intuitiven Schau

Selbstbehandlung

- Stärkung der Lebenskraft
- Lichtübung für das Sonnengeflecht
- Chakra-Ausgleich mit Anahata
- Stärkung der Schöpferkraft

- Verbesserung des Schlafes
- Chakra-Harmonisierung
- Aktivierung der zwei Kräfte im Chakra
- Zellerneuerung durch Drüsenbalance
- Meditation zur Drüsen-Harmonisierung
- Chakra-Lichtsäule

Heilungsmeditation zur Geistigen Aufrichtung (CD)
- Heilungsmeditation
- Selbstbehandlung
- Selbstbehandlung
- Chakra-Harmonisierung

Heilungsmeditation zur Geistigen Aufrichtung,
Regeneration und Selbstheilung (CD)
- Sich auf Empfang setzen
- Dein innerer Raum der Heilung
- Sonnenmeditation
- Lichtübung für das Sonnengeflecht
- Einklang von Kopf, Herz, Sonnengeflecht

Anhang II

Die Geistige Aufrichtung

Die Geistige Aufrichtung erfreut sich in aller Welt großer Resonanz. Diese spirituelle Heilweise hat zahlreichen Menschen bei ihrer Heilwerdung geholfen; auch schulmedizinisch austherapierten Menschen mit den verschiedensten körperlichen wie geistig-seelischen Symptomen.

Seit über fünfundzwanzig Jahren erfahren Menschen weltweit diese spirituelle Heilweise nach dem Initiator Pjotr Elkunoviz, die heute den Namen „Die Geistige Aufrichtung" trägt. Ihre Kraft wirkt bis in das Zellbewusstsein des Menschen, in seine Dreiheit aus Körper, Herz und Verstand hinein
Im Jahr 1989 von dem russischen Geistheiler Pjotr Elkunoviz, dem Vater von Alexander Toskar, initiiert, findet sie zunehmende Verbreitung durch Pjotr, Carolin und Alexander sowie durch die von ihnen ausgebildeten Heiler.[24]

---

24 Um die Kraft und Unverwechselbarkeit der Original Geistigen Aufrichtung zu gewährleisten, wurde im Jahr 2011 das „Heiler Licht-Netzwerk" gegründet. Es repräsentiert und verbindet die von Pjotr Elkunoviz und Alexander Toskar ausgebildeten und eingeweihten Heilerinnen und Heiler aus

Die Geistige Aufrichtung stellt das Gleichgewicht und die geistige Ordnung bei physischen, mentalen und emotionalen Beschwerden her und ist eine Impulsgabe für kraftvolle Regenerations-, Selbstheilungs- und Bewusstwerdungsprozesse.[25]

Über die Wirbelsäule

An die Wirbelsäule ist alles angeschlossen: Steuerzentren, Nervensystem, Sinnesorgane, Drüsen, Atem- und Verdauungsorgane, Chakras sowie die gesamte Funktionalität des Menschen. Aus spiritueller Sicht ist die Wirbelsäule der größte vertikale Kraftstrom im menschlichen Körpersystem. Sie ist eng mit unserem physischen und psychischen Körper verbunden und stellt die innere Verbindung zu unserer höheren Natur dar.[26]

Bereits in der vorgeburtlichen Phase verfestigen sich Energiemuster unserer körperlichen, seelischen und geistigen Struktur. Diese vorgeburtlichen Prägungen, eine Vielfalt von Einflüssen und Eindrücken sowie Glaubenssätzen und Gefühlsmustern, manifestieren sich im Bewusstsein und Unterbewusstsein des Menschen.

Deutschland, Schweiz, Österreich, Holland, Italien, Spanien und Portugal, Litauen und Lettland, Kanada und den USA.

25 Die Geistige Aufrichtung ist keine Arbeit im ärztlichen Sinne, sondern ein spiritueller Vorgang. Vonseiten des Geistheilers werden keine Heilversprechen gegeben und keine Diagnosen gestellt. Die Geistige Aufrichtung ersetzt deshalb eine ärztliche Behandlung bei geistiger oder körperlicher Erkrankung oder dem Verdacht auf eine solche nicht.

26 Die Grundlagen der Texte sind dem Buch „Die Geistige Aufrichtung" von Alexander Toskar entnommen worden. © Copyright Alexander Toskar/ Aquamarin Verlag München/Grafing 2009.

Diese Vielfalt von Einflüssen, negativen Gedanken, Eindrücken und Stimmungen stören das Gleichgewicht im Lebensstrom. Der Körper reagiert mit einer Krümmung der Wirbelsäule, sie verschiebt und verdreht sich, so dass Blockaden in den angeschlossenen Steuerzentren entstehen. Die Seele wird belastet, der Lebensstrom stagniert, wir geraten physisch und geistig aus dem Gleichgewicht. Diese Disharmonie führt zu weiteren Blockaden und lokalen Schmerzen, die in Form einer Kettenreaktion in einer gesamtkörperlichen Fehlhaltung enden.

Die Energieübertragung der Geistigen Aufrichtung geschieht ohne Berührung des Körpers, in Sekundenschnelle. Vorgeburtliche Muster werden, außerhalb von Raum und Zeit, aufgelockert und gelöst. Sie richtet den Geist auf, reinigt seine Seele, befreit die Wirbelsäule und aktiviert das Lebenspotenzial. Diese Neuprogrammierung des Lebens geschieht simultan auf vielen Ebenen, woraus sich eine Heilwerdung des gesamten Herz-Verstand-Geist-Körpers entfalten kann.

Die Geistige Aufrichtung erfüllt das Herz mit Wärme und Liebe, stärkt den Willen und aktiviert das Kraftheilungspotenzial. Nach der Heilbehandlung können und sollten die 3-Heilung Kraftmittler dann im Alltag, zusammen mit den eigenen Händen, zur weiteren Harmonisierung der drei Aspekte von Intellekt, Wille und Gefühl verwendet werden.

Die Praxis der Achtsamkeit

Essay von Carolin Toskar[27]

Ein wesentlicher Aspekt der spirituellen Entwicklung ist es, zunehmend ganz im Hier-und-Jetzt zu sein. Dabei helfen kann die Praxis der Achtsamkeit. „Achtsamkeit ist die Fähigkeit, ganz im Hier-und- Jetzt zu verweilen." Klingt einfach und prägnant.

In seiner Auswirkung und Reichweite ist das Prinzip der Achtsamkeit jedoch äußerst umfassend und wird gerade zunehmend in den Natur- und Geisteswissenschaften des Westens erforscht. Zahlreiche lesenswerte Bücher und Artikel sind dazu erschienen. In Management, Coaching und Pädagogik ist das Thema Achtsamkeit über Kommunikationstechniken und Stressreduktion angekommen; und medizinische Fachzeitschriften publizieren regelmäßig Studienergebnisse über Zusammenhänge zwischen Gesundheit und Achtsamkeitspraxis. Der zeitgenössische westliche Trend zur „Achtsamkeit" scheint ungebrochen. Auf dem Kongress „Meditation und Wissenschaft" in Berlin im Jahr 2010 wurde die westliche Adaption der buddhistischen Achtsamkeitspraxis, etwa in dem komplementärmedizinischen Behandlungsprogramm „MBSR" (Mindfulness-Based Stress Reduction), und Untersuchungen im Bereich der neurowissenschaftlichen Meditationsforschung vorgestellt. Jeden Monat werden rund 250.000 Internet-Suchanfragen zu „Achtsamkeit & Mindfulness" gestartet.

27 Erst-Publikation im Reiki Magazin, Ausgabe 4/2012, www.reiki-magazin. de / Essay von Carolin Toskar

Revolution oder Trend?

Stehen wir also tatsächlich vor einer „Achtsamkeitsrevolution", wie es der buddhistische Lehrer und Autor Alan Wallace bezeichnet? Kommt eine Bewusstseinsrevolution auf uns zu, die die westliche Kultur grundlegend verändern und verbessern wird? Oder ist das Thema Achtsamkeit vielmehr eine Modeerscheinung, die ebenso schnell wieder abflaut, wie sie aufgekommen ist? Was hat die Praxis der Achtsamkeit, deren Ursprung in der frühbuddhistischen Tradition liegt, mit unserem Alltag in einer modernen Welt zu tun?

Das wollte ich doch einmal prüfen – und stellte meinen Facebook-Freunden daher die Fragen: „Was bedeutet Achtsamkeit für dich? Und wie praktizierst du sie?"

Kaum ist der Beitrag veröffentlicht, erhalte ich schon den ersten Kommentar. Ein thailändischer Arzt aus Bangkok schreibt: „Achtsamkeit bedeutet, sich in seiner Innenwelt aufzuhalten. Ich praktiziere sie durch meine Intention, Bewusstsein in den Körper, die Gedanken, die Gefühle zu bringen und ihre Natur zu erkennen – Auftreten, Präsenz, Nachlassen und Auflösung."

Spannend. Eine sehr weitreichende Definition. Sie beinhaltet nicht nur die achtsame Betrachtung aller Körper-Seele-Geist-Phänomene, sondern schließt auch deren Vergänglichkeit mit ein. Führt diese Erkenntnis über die Vergänglichkeit aller Dinge jedoch nicht auch dazu, dass man sich den Gegebenheiten einfach fatalistisch einfügt? Bestimmt nicht. Einmal als Durchgangserfahrungen erkannt, können innere Zustände wie das ständige Haben-wollen von angenehmen Dingen oder die Vermeidung und Ablehnung von unangenehmen Situationen viel leichter losgelassen werden. Durch dieses „Nicht-Anhaften" können sich Freiheit, Leichtigkeit und wohltuende Gelassenheit zunehmend entwickeln.

Kurze Zeit später der nächste Kommentar. Annemarie aus Hongkong versteht Achtsamkeit als „ein Gefüge aus Beobachtung der Gedanken, Handlungen, Gefühle und Empfindungen. Alles, was um dich herum und in dir geschieht. Und sich darin zu üben, Erfahrung zu machen, ohne ein Urteil zu fällen." Auch hier finden sich die klassischen Elemente der Achtsamkeitspraxis wieder. Achtsamkeit ist also vielleicht doch keine gänzlich theoretische, weit von unserem täglichen Leben entfernte Technik. Vielmehr erweitert Annemarie ihren Achtsamkeits-Fokus neben der Innenschau noch um das bewusste Wahrnehmen des äußeren Lebens und des Nicht-Urteilens.

Nicht-Urteilen – welchen Sinn und Vorteil hat das? Ein Urteil zu fällen, so könnte man meinen, gibt uns doch eigentlich Klarheit und Sicherheit. Wir wissen, woran wir sind und wo wir selber stehen. Dennoch problematisch; denn Beurteilungen laufen häufig unbewusst nach ein und demselben persönlichen Muster ab. Fast schablonenhaft und schubladenartig ordnen wir oft Personen und Situationen ein; und diese vorgefassten Meinungen können dann wie ein trennender Filter vor dem wirklichen Geschehen stehen. Bleiben wir dagegen ohne Urteil und unvoreingenommen, sind wir offen für die volle Erfahrung, die sich uns gerade mit ihrem ganzen Potenzial bietet.

Den Fokus aufrechterhalten

Mittlerweile hat auch in den USA ein neuer Tag begonnen. Eine Freundin aus Los Angeles fühlt sich ebenfalls von dem Thema „Achtsamkeit" angesprochen. Ich bin begeistert von so viel Wissen und Resonanz, über Kontinente und religiöse Weltanschauungen hinweg. Sie sieht Achtsamkeit als ein Mittel, „um eine Intention für die Gedanken, Worte und Taten zu setzen und den Affen im Kopf (engl.: Monkey Mind) zu kontrollieren, um den Fokus mit deinen gesetzten Absichten aufrechtzuerhalten".

Das passt doch in unsere moderne Zeit. Das Leben ist übervoll, und die Möglichkeiten sind so zahlreich wie noch nie. Leider sind Geist und Gedanken meist entsprechend ruhelos, sprunghaft, und der Mensch steht häufig entscheidungsunfähig vor einem Überangebot. Manchmal folgen wir dann lieber den gewohnten bekannten Pfaden und Routine-Kreisläufen. Achtsamkeit kann hier ein wichtiger geistiger Wegweiser und eine echte Lebenshilfe sein. Jeden Tag können wir einen achtsamen Fokus setzen, indem wir Eigen- und Fremdrelevanz abgleichen: Was ist hinsichtlich der eigenen Talente und Fähigkeiten, aber auch für die selbst gesetzten Ziele und Werte tatsächlich relevant? Dies führt nach und nach zu Selbsterkenntnis, Selbstbewusstsein und echten Entwicklungsmöglichkeiten.

„Achtsamkeit ist wie das Anspannen eines inneren Muskels der Entscheidung, und nicht den der Wiederholung, wenn es um unsere Gedanken und Handlungen geht", schreibt unser Freund Michael B. Beckwith in seinem Buch „Entscheide dich für die Freiheit". Worin liegt nun die eigentliche Herausforderung? Warum müssen wir Achtsamkeit anscheinend wie einen Muskel trainieren und sind nicht immer in diesem hohen Bewusstseinszustand? In diesem Zusammenhang wird häufig die kleine Geschichte eines Mönchs zitiert, der gefragt wurde, warum er trotz seiner vielen Beschäftigungen immer so gesammelt sein könne. Er antwortete: „Wenn ich stehe, dann stehe ich, wenn ich gehe, dann gehe ich, wenn ich sitze, dann sitze ich, wenn ich esse, dann esse ich, wenn ich spreche, dann spreche ich." Da erwiderten die Fragenden: „Aber das tun wir doch auch." Und er fügte hinzu: „Nein, wenn ihr sitzt, dann steht ihr schon, wenn ihr steht, dann lauft ihr schon, wenn ihr lauft, dann seid ihr schon am Ziel."

Ein ungeschulter Geist ist tatsächlich so konditioniert, dass er häufig abschweift und sich sehr leicht durch Wünsche, Pläne und Wollen ablenken lässt und dabei die Gegenwart verpasst. Die Verhaltensforschung bezeichnet diesen Modus der Unachtsamkeit als „geistigen Autopiloten". Wer schon einmal Auto gefahren ist und sich nach einer Stunde gefragt hat, wie er von A nach B gekommen ist, weiß genau, was im übertragenen Sinne damit gemeint ist. Paradoxerweise gehört zur Achtsamkeitspraxis also, sich erst einmal der eigenen Unachtsamkeit bewusst zu werden, was nicht immer angenehm, aber notwendig ist. Erleben wir dann aber durch Übung mehr und mehr klare, bewusste Momente, können diese irgendwann vollständig als Geisteshaltung in die Persönlichkeit integriert sein. Durch diese achtsame Präsenz im JETZT, durch das Eintauchen in den Augenblick, entsteht eine Berührung mit dem Leben, so wie es sich jetzt gerade zeigt – und uns sicher führt. Selbst der Megatrend-Forscher John Naisbitt verlässt sich bei seinen Zukunftsanalysen offensichtlich auf dieses grundlegende Prinzip der achtsamen Gegenwärtigkeit, wenn er empfiehlt: „Der zuverlässigste Weg, die Zukunft vorherzusagen, ist das Verständnis für die Gegenwart."

Wie wird nun Achtsamkeit entwickelt? Im Buddhismus sind die vier Grundlagen der Achtsamkeit entscheidend:

1. Achtsamkeit auf den Körper (Kayanupassana)
2. Achtsamkeit auf die Gefühle (Vedananupassana)
3. Achtsamkeit auf den Geist (Cittanupassana)
4. Achtsamkeit auf die Geistesobjekte (Dhammanupassana)

Der Praktizierende wird im klassischen Übungsweg darin geschult, die vier Grundelemente als aufeinander aufbauend zu betrachten. Prägende Merkmale sind dabei Wertneutralität, Geduld, ein offener Geist, Vertrauen, Nichtidentifikation, Akzeptanz, Loslassen und Mitgefühl. Durch regelmäßige Praxis werden nach und nach Felder der Unachtsamkeit wahrgenommen, in Achtsamkeit gewandelt und stehen dann als freie Energie zur Verfügung. Von dieser erhöhten Bewusstseinsstufe aus werden wiederum bessere und bewusstseinserweiternde Entscheidungen getroffen. So wirkt die Achtsamkeitsschulung auf alle Lebensbereiche. Sie beeinflusst, wie wir denken, essen, mit anderen Menschen und uns selbst umgehen und das Leben erfahren. „Wir können unser Leben nicht verlängern oder verbreitern, sondern nur vertiefen", besagt eine alte Lebensweisheit.

In der Meditationspraxis wird die Achtsamkeit geübt, indem man zum Beispiel die Aufmerksamkeit auf den Strom der Atemluft unter der Nase lenkt. Völlig eintönig? Mitnichten, wie uns ein Meditationslehrer versicherte. Die bewusste Erfahrung dieses quadratzentimeterkleinen Bereichs unter der Nase nimmt bei ausreichender Praxis durchaus die Dimension und Lebendigkeit eines ganzen Fußballfeldes an.

Aufgehen im Augenblick

Achtsamkeit kann auch jederzeit im Alltag geschult und integriert werden. In Klöstern ist die Haus- und Gartenarbeit schon immer Teil der Achtsamkeitspraxis und gilt der Meditation und dem Gebet als durchaus ebenbürtig. Zu Beginn des persönlichen Achtsamkeitstrainings im Alltag sind Entschleunigung und Konzentration hilfreiche Faktoren (wenn auch nicht zwingend notwendig, denn auch schnelle Abläufe können durchaus bewusst erfolgen). So kann man beispielsweise für eine ausgewählte tägliche Routine-Handlung einfach einmal die doppelte Zeitspanne einplanen und beobachten, was passiert. Langweilig? Uneffizient? Aber halt: Das so mystisch scheinende „Aufgehen im Augenblick" entsteht vielleicht gerade jetzt, beim morgendlichen Zubereiten des Obsttellers. Wir nehmen den

Duft der Früchte „plötzlich" intensiv wahr, spüren beim Durch-
schneiden deren verschiedenartige Konsistenz und erfreuen
uns an den unterschiedlichen Farbstrukturen des Obstes. Was
wir bisher automatisch, möglicherweise gar ungern getan haben, nehmen wir nun mit wachem Interesse, vielleicht sogar mit
Neugierde an.

Genauso interessant kann ein bewusster Gang zur Arbeit sein,
bei dem wir völlig „neue" Häuser und Ecken sehen oder vielleicht
erstmalig die Vögel zwitschern hören, anstatt in Gedanken schon
die ersten Arbeitsschritte durchzugehen. Durch Achtsamkeit bekommen selbst die gewöhnlichsten Handlungen wieder Farbigkeit
und Tiefenschärfe.

„Wenn die Achtsamkeit etwas Schönes berührt, offenbart sie dessen Schönheit. Wenn sie etwas Schmerzvolles berührt, wandelt
sie es um und heilt es", beschreibt Thich Nhat Hanh[28] ihre trans-
formierende Wirkung. Wie jeder, der heilend wirkt, weiß, beeinträchtigt ein gewohnheitsmäßiger Zustand von Nichtbewusstsein
die Beziehung zum Körper, und dessen Botschaften und Signale
können nicht mehr richtig verstanden werden. Eine achtsame Behandlung, in der die Heilimpulse entsprechend gelenkt werden,
öffnet verkümmerte Wahrnehmungskanäle. Der Klient kann seine innere Stimme wieder besser hören und seine Anbindung an

---

28 Thich Nhat Hanh ist ein vietnamesischer buddhistischer Mönch, Schrift-
    steller und Lyriker. Thích ist ein Titel vietnamesischer Mönche. Er lebt
    in dem von ihm gegründeten Zentrum „Plum Village", in der Nähe von
    Bordeaux.

eine höhere, harmonische Ordnung spüren. Dies führt zu völlig neuen Einsichten und heilsamen Handlungen, die gesundheitsfördernd und präventiv wirken. Diesen spirituellen Aspekt beschreibt der Achtsamkeitsforscher Jon Kabat Zinn folgendermaßen: „Wenn wir unsere Achtsamkeit schulen, (…) sehen wir mehr und sehen tiefer. Wir erkennen die Zusammenhänge und können die feine, allen Dingen zugrunde liegende Ordnung wahrnehmen, für die wir vorher keine Antenne hatten."

Auch die Deutung des Wortes „Achtsamkeit" an sich legt diese höhere, geistige Dimension nahe. Es trägt die „Achtung" als „Same" in sich; und tatsächlich löst gelebte Achtsamkeit Dankbarkeit und tiefe Wertschätzung für das Leben und das Göttliche in allem aus. Sie gleicht einem Erwachen (aus dem „Autopiloten-Modus") hin zu einem Aufkeimen und Berühren des göttlichen Potenzials, während unserer gesamten Lebensspanne. Die Zahl „Acht", als liegende Ziffer auch als Lemniskate bekannt, gilt als die Zahl der Unendlichkeit und als Ausdruck einer unendlichen schwingenden Bewegung. Achtsamkeit, eine dauerhaft hohe Bewusstseinsschwingung, die uns in neue Weiten führt und so unser gesamtes Leben berühren kann. Mein Blick streift über eine Reiki[29]-Postkarte, die Lebensregeln des Mikao Usui, eine perfekte Schulung in Achtsamkeitslenkung:

Gerade heute ärgere dich nicht. Gerade heute lasse allen Ärger los. Gerade heute sei voller Freude. Gerade heute sorge dich

---

29 Usui Reiki Ryōhō, Reiki Usui-System der natürlichen Heilung, eine Form des Handauflegens.

nicht. Gerade heute lasse deine Sorgen los. Gerade heute glaube an das Gute in dir und in mir.

Nein, Achtsamkeit ist keine neumodische Welle oder ein kurzlebiger westlicher Trend. Achtsamkeit ist eine allumfassende Geisteshaltung, eine Kraft und Ressource, die in jedem Menschen zu jeder Zeit angelegt ist. Sie findet sich in allen Traditionen wieder, als lange bewährter Weg, um Menschen aller Kulturen ein Leben voller Freude, Gesundheit und Wissen um das Gute zu schenken.

Inneren Frieden finden
Essay von Carolin Toskar[30]

Wie können wir zu innerem Frieden gelangen, einem der spirituell bedeutsamsten Zustände? Auf unserem Weg zu einem thailändischen Waisenheim fällt uns inmitten des lebendigen Verkehrs und der Geschäftigkeit der Stadt ein Mönch ins Auge. Welcher Kontrast: In seinem safrangelben Gewand und mit einer Almosenschale in der Hand schreitet er langsam und bedächtig, mit einem feinen Lächeln auf den Lippen, durch die Ruhelosigkeit und den Lärm der Straßen. Was ist es, was ihn so erfüllt und für alle äußeren Einflüsse durchlässig zu machen scheint?

Kostbare Momente

Jeden Morgen nehmen mein Mann Alexander und ich an einer Meditation teil, deren Abschluss-Sequenz lautet: Mögen alle Wesen glücklich sein, möge es allen Wesen wohl ergehen, mögen alle Wesen frei von körperlichem Leiden sein, mögen alle Wesen frei von mentalem Leiden sein, mögen alle Wesen frei von emotionalem Leiden sein.

In dem hier angestrebten Ziel könnte ein Schlüssel für den tiefen inneren Frieden liegen, nach dem sich jeder von uns so sehnt.

---

30 Erst-Publikation im Reiki Magazin, Ausgabe 2/2012, www.reiki-magazin. de / Essay von Carolin Toskar

Der feine, befreiende Bewusstseinszustand, auf den die Meditation abzielt, ist dann erfahrbar, wenn die drei Ebenen des menschlichen Seins, Körper-Seele-Geist, ohne Leiden und in Harmonie sind. In Meditation geschulte Patienten können sogar zu ihrem inneren Frieden finden, wenn sie starke körperliche Schmerzen haben, wie die jahrelange Arbeit von Jon Kabat-Zinn über die Achtsamkeit eindrucksvoll zeigt.

Welch ein Privileg, dass ich bei meiner Praxis ohne körperliche Einschränkungen in Kontakt mit meinem inneren Frieden kommen darf. Ein Gefühl der Ruhe, Wärme und Weite steigt auf, dann ein vertrauensvolles Getragensein und Verbundensein mit allem, was gerade ist; ein stilles Glück im Herzen, verbunden mit einer wohltuenden Entschleunigung der Gedankengänge hin zu fließendem assoziativen Denken. Keine reflexhaften Reaktionen auf das Äußere; achtsam, bedachte Worte, Gesten und Handlungen. Völlige Ruhe und Präsenz. Ein-Klang im Jetzt.

Wie können diese kostbaren Momente nur bewahrt werden? Dauerhaft verankerter innerer Friede erwächst aus geistigem Wachstum, einem geistigen Ideal und bewusster Integration der Universellen Prinzipien[31]. In jedem Augenblick.

---

31 Die Universellen Prinzipien basieren auf den sieben kosmischen Funktionsgesetzen des Hermes Trismegistos. Diese geistigen Prinzipien wirken ordnend und harmonisierend auf alle Abläufe im Universum. Kennt der Mensch ihre Dynamik und lebt er mehr und mehr in Einklang mit ihnen, wird diese höhere geistige Ordnung in Form von zunehmender Harmonie und innerem Frieden in seinem Leben spürbar und gegenwärtig.

Innerer Frieden kann sich natürlich spontan einstellen, wird aber durch äußere Gestaltung und Hilfsmittel unterstützt. Deshalb gibt es Anleitungen für förderliche Ernährung, Literatur und Hinweise auf gesunde Gewohnheiten im Allgemeinen. Stille und eine wohltuende Umgebung können wesentliche Faktoren und Eintrittspforten zum inneren Frieden sein; doch jeder, der schon einmal auf einem Meditationskissen saß, weiß, dass sich dieser Zustand nicht automatisch einstellt. Im Gegenteil: Ein Mensch mit ungeschultem Geist, der äußerlich zur Ruhe kommt, wird sich seines zerstreuten Geistes, der oft quälenden gedanklichen inneren Dialoge, die wiederum starke Emotionen auslösen können, zunächst ganz besonders schmerzlich bewusst. Nicht umsonst wird unser westlicher Geist als ruheloser und ständig urteilender „Monkey-Mind" bezeichnet, also als ein affenartig hin- und her springender Geist.

Und dies stimmt. Bei der Überprüfung dieser Gedankengänge stellt man schnell fest, dass sie uns entweder in die Vergangenheit lenken – Erinnerungen, Bedauern, Ärger, Groll, Reue, Urteile tauchen auf – oder in die Zukunft führen. Dann sind wir angetrieben von Ängsten, Sorgen, Bedürfnissen, dem Wunsch nach Anerkennung und Planungen. So kann es zu einem ständigen Wollen kommen, das den Menschen um sich selbst, um sein „Ich", kreisen lässt, ohne dabei tatsächlich voranzukommen. Dies geschieht in der Regel impulsartig, unbewusst, ohne eine wirkliche gedankliche Stringenz oder Lösung zu erreichen. Dabei bemerken wir gar nicht, dass wir Augenblick um Augenblick unseres wahren, gerade in diesem Moment stattfindenden, kostbaren Lebens unwiderruflich verpassen.

Nicht der Lärm stört dich ...

Wenn wir unsere Gedankengänge bewusst wahrnehmen und dann untersuchen, ist dies ein wichtiger Fortschritt, um diese Automatismen verlassen zu können. Eine dafür hilfreiche Visualisierung kommt aus dem Zen-Buddhismus. Auftauchende Gedanken nehmen darin die Form eines schwimmenden Blattes auf einem Fluss an, das man ansehen, begrüßen und vorbeiziehen lassen darf. Dann erscheint das nächste ... und das nächste ... und das nächste Blatt ... und alle werden kurz achtsam wahrgenommen und dann wieder auf dem immerwährenden Strom davongleiten gelassen.

Dabei tritt häufig ein Gedanken-Blatt auf, mit Wertungen über uns oder unsere Mitmenschen. Es beginnt gerne mit „Ich sollte ...“ oder „Er müsste ...“ oder „Wenn sie nicht endlich dieses oder jenes tut ...“. Diese Geisteshaltung bringt uns in Reibung mit der Realität. Wir wollen nicht akzeptieren, was gerade ist. Es entstehen Reibungsverluste, und wir übertragen unseren Un-Frieden auf unsere Umgebung und ins Kollektivbewusstsein.

Eines Tages antwortete ein alter Mönch seinem Schüler, der sich beklagte, durch das Geräusch eines klappernden Fensters in seiner Meditation gestört zu werden: „Nicht der Lärm stört dich – vielmehr ist es so, dass du mit deinen Gedanken den Lärm störst. Bedanke dich bei ihm als deinem Lehrer.“

Eine wichtige Erkenntnis kann sein, dass die Welt nicht nur zum Vergnügen des Menschen geschaffen wurde, sondern um die essenzielle Möglichkeit zu bieten, zu lernen und Erfahrungen zu machen. Daher tauchen die besten Lehrer oft in Form von für den Menschen schwierig erscheinenden Situationen oder Mitmenschen auf.

Die Amerikanerin Byron Katie steht in ihrem Buch „Lieben was ist" genau an dem Punkt des ständig wertenden, mit Kritik und Urteilen angefüllten Geistes der Menschen an. Wann immer Katie einem ihrer Klienten die dritte der vier zentralen Fragen von *The Work* stellt, nämlich „Was wärst du ohne diese Gedanken?", erhält sie Antworten wie diese: „Ich wäre endlich frei", „Ich wäre voller Frieden", „Ich wäre glücklich und unbeschwert". Verblüffend. So einfach soll das sein? Ja! In dem Moment, wo wir uns unserer verletzenden, oft sogar kriegerischen Gedanken und Empfindungen bewusst werden, haben wir die freie Wahl. Wollen wir die Gedanken wirklich denken – oder eben nicht? Wie viel Freiheit, Klarheit und Schönheit wartet auf uns, wenn wir den Geist so weit schulen, dass wir die urteilenden Gedankensamen schon im Aufkeimen erreichen, sie zwar liebevoll betrachten, ihnen aber keinen weiteren Raum, keine weitere Nahrung geben. Wie der kleine Prinz in dem berühmten Roman von Saint-Exupéry, der sehr achtsam die ersten Pflänzchen seines Affenbrotbaumes vom Planeten entfernt, damit ihr Wurzelwerk nicht eines Tages seinen kleinen Asteroiden sprengt. „Die Affenbrotbäume beginnen damit, klein zu sein, bevor sie groß werden." Genau so verhält es sich auch mit den Aktivitäten unseres geistigen und emotionalen Innenlebens.

Vergeben und Verzeihen

Ein paar hilfreiche Maßnahmen für zunehmenden inneren Frieden sind: Kritisieren wir nichts und niemanden unbedacht, bevor wir nicht genau untersucht haben, ob unsere Kritik angemessen und konstruktiv ausgerichtet ist. Wenn wir beide Fragen nicht sicher mit Ja beantworten können, lassen wir die Meinung anderer besser gelten und uns nicht auf unnötigen Streit ein. Kümmern wir uns um unser eigenes inneres Wachstum und unsere Angelegenheiten. Setzen wir uns geistige Ziele und Ideale als Orientierung. Legen wir nicht zu hohen Wert auf eine Anerkennung unseres Tuns und die Meinung der Öffentlichkeit dazu. Verringern wir unsere Erwartungen. Üben wir uns im Vergeben und Verzeihen.

Loslassen und Reduktion

Wenn man diese kleine Auswahl von Hilfestellungen betrachtet, wird deutlich, dass sich innerer Frieden offenkundig nicht durch Hinzufügen, sondern in erster Linie durch Loslassen und Reduktion einstellt. Weglassen von allem, was uns von dem immer in uns währenden inneren Frieden abschirmt. Die Worte Ge-lassen-heit, Hin-gabe und Ge-löst-sein bringen die Früchte des Loslassens zum Ausdruck. Mir fiel in diesen Tagen die Anmerkung von Sathya Sai Baba ein, der auf den häufig geäußerten Wunsch „Ich will Frieden" antwortete: „Lass das ‚ich' und das ‚will' weg, und du hast FRIEDEN."

Tief in uns sind ewige Stille, ewiges Licht und ewiger Frieden immer vorhanden. Wenn wir bloß unsere Sinne von außen nach innen lenken, wenn wir still sind, frei von unseren gedanklichen und emotionalen Mustern, spüren wir, dass uns das innere Leben diese ganze Fülle anbietet; eine immer vorhandene Anschluss-möglichkeit an einen nährenden, kraftvoll sprudelnden Lebens-strom im Inneren. Je regelmäßiger dieser Kontakt unverstellt und somit möglich ist, desto häufiger werden wir neben innerem Frieden auch Momente spontan aufkommender tiefer Freude erfahren. Ihre Ursache ist äußerlich meist nicht zuzuordnen, sie erscheint und erfüllt uns bedingungslos; sie entspringt aus uns selbst.

Wie komme ich in Begegnung mit meinem Innersten? Vorberei-tungen am frühen Morgen, mit seiner Ruhe und seinen aufstei-genden Energien, sind dabei besonders hilfreich. Was auch im-mer man wählt, Selbstbehandlung mit geistigen Energien, Yoga, Tai Chi, Atemübungen oder Meditation: Die regelmäßige geistige Ausrichtung auf den Tag fördert nachhaltig den inneren Frieden im Alltag und darüber hinaus. So eingestimmt, strahlt das „in der eigenen Mitte sein" auch weiter aus, wenn man die Wohnung verlässt und dem Alltag mit wohl bedachten friedlichen Gedan-ken und Handlungen begegnen kann. Bestimmte äußere Einflüsse nimmt man dann erst gar nicht wahr. Unsere friedliche Geistes-haltung gleicht bei einwirkenden Unstimmigkeiten einem neut-ralen Fels, auf den Keime fallen, aber keine Wurzeln schlagen können. Bei fortgeschrittener Friedenspraxis tauchen diese Kei-me dann gar nicht mehr auf.

Innere Ausrichtung

Die Herausforderung und Notwendigkeit ist groß in der gegenwärtig so reizüberfluteten Welt. Die moderne Kommunikationstechnologie mit der daraus entstandenen ununterbrochenen ständigen Erreichbarkeit ist, vom positiven innovativen Informationsaustausch einmal abgesehen, eine wesentliche Ursache für die zunehmende Ruhelosigkeit und Reizbarkeit der Menschen. „Nur noch 148 Mails checken … denn es passiert so viel. Muss nur noch kurz die Welt retten, und gleich danach bin ich wieder bei dir", so lautet der Refrain aus dem Song von Tim Bendzko und trifft damit den herrschenden Zeitgeist ziemlich gut. Um unseren tiefen inneren Frieden zu bewahren, bedarf es eines feinen Unterscheidungsvermögens, welcher Informationsaustausch noch sinnvoll und fruchtbar ist oder wo wir uns vielleicht schon selber verlieren.

Was wohl Marketingfachleute und Werbestrategen von innerer Fülle, Frieden und der daraus resultierenden Selbstgenügsamkeit halten? Sie wissen, dass sich nur der stärkste Reiz seinen Weg durch unsere überfüllten Köpfe verschafft, um dort dann die gewünschten Gedanken und Impulse für mehr Konsum und kurzfristige Befriedigung auszulösen. Sind wir aber selbstgenügsam, mit uns selbst im Frieden, ist dies unsere stärkste innere Ausrichtung, dann kann es uns gelingen, auf die von außen auf uns einströmenden, immer aggressiver werdenden Konsumreize nicht reflexhaft zu reagieren – also weder mit einem „Ich will!" noch mit aggressiver Abwehr –, sondern wir bleiben dann einfach davon unberührt.

Gerade halte ich so einen schön gestalteten Prospekt in den Händen. Interessant: Wünsche und Wollen sind für meinen Kopf zum Greifen nahe. Aber nein: Nur ein Herzschlag, ein kurzes Innehalten und die Frage „Was wäre ich ohne diese Gedanken …?" – und schon wandere ich vor meinem geistigen Auge achtsam und „zu-Frieden" Seite an Seite mit meinem Mönch und einem stillen Lächeln auf den Lippen durch die lebhaften Straßen von Chiang Mai.

Spirituelle Disziplin
Essay von Carolin Toskar[32]

Der Begriff „spirituelle Disziplin" löst oft zwiespältige Reaktionen aus. Für viele klingt er nach Strenge, Regeln und Zwang. Jedoch kann ein disziplinierter Umgang mit spirituellen Energien auch freudvolle und erweiternde Aspekte zutage fördern.

Vor vielen Jahren hat mir ein Freund ein Foto geschenkt, das er von einer Skulptur in Colmar gemacht hatte. Es hängt seitdem an meinem Arbeitsplatz und zeigt einen männlichen Torso, der sich mit Hammer und Meißel selber aus einem groben Steinklotz herausarbeitet. Der Oberkörper ist bereits freigelegt, der Rumpf noch im rohen Stein gefangen. Was für ein geniales Sinnbild für die schöpferische Arbeit am eigenen Selbst: Sich aus eigener Kraft zu formen, in einen gestalteten Wachstumsprozess einzutreten, um immer mehr Freiheit zu erlangen; dass dies möglich ist, fasziniert und motiviert mich bei jedem Betrachten des Bildes von neuem.

Seit Jahrmillionen durchlaufen wir Menschen eine Evolution des Bewusstseins. Der heutige Stand unseres Bewusstseins, die intellektuelle Bewusstseins-Ebene, ist auch nur eine Durchgangstation zur nächst höheren, der transzendenten Ebene.[33] In uns ist dieser

---

32 Erst-Publikation im Reiki Magazin, Ausgabe 3/2013, www.reiki-magazin. de / Essay von Carolin Toskar
33 Nach Willigis Jäger und der buddhistischen Bewusstseinsevolutionslehre.

evolutionäre Drang zur Weiterentwicklung unseres Bewusstseins tief eingeprägt. Die regelmäßige spirituelle Praxis hilft, immer mehr in die nächste Bewusstseinsstufe hineinzuwachsen und sich in ihr zu verankern. Wird dem nicht genügend Raum gegeben – und das wird ihm in der Regel nicht, mit den heute gängigen Lebensmodellen und Institutionen unserer sehr materiell orientierten Gesellschaft –, dann führt dies zu einem spirituellen Mangelempfinden. Dieses äußert sich im besten Fall durch ein unbestimmtes Gefühl der Sehnsucht, oft aber auch durch tiefe Unzufriedenheit, Missmut, ein Gefühl der Sinnlosigkeit oder sogar durch Krankheit an Seele und Körper.

Im Leben der meisten Menschen nehmen die Lebenssäulen Familie, Arbeit und Gesundheit eine zentrale Stellung ein. Viele vernachlässigen die vierte Säule „Sinn und Spiritualität" vollständig oder wissen gar nicht um sie. Neueste Studienergebnisse zeigen, dass Spiritualität häufig erst mit zunehmendem Alter oder durch Krankheit oder schmerzhaften Verlust mehr Bedeutung bekommt; und sofort stellt sich dadurch ein Gefühl tiefer Sinnhaftigkeit des Lebens ein. Eine echte Sinnerfahrung setzt sich dabei aus drei wesentlichen Komponenten zusammen: 1. Einem Gefühl des Erfülltseins, 2. Dem Vorhandensein von echten Zielen und Werten, 3. Einer Struktur und Ordnung, die Halt gibt.[34] Diese Ergebnisse freuen mich, denn sie zeigen, dass es offensichtlich nie zu spät ist für die Integration von Spiritualität und deren heil-

---

34 Quelle: Forschungen an Patienten der Palliativmedizin im Klinikum Großhadern in München, Interview mit dem Psychologen Martin Fegg, Süddeutsche Zeitung, 17. Mai 2010.

samen Auswirkungen. Allerdings frage ich mich auch, warum diese entscheidende Säule nicht durch Freude motiviert und freiwillig, sondern meist erst durch Leid als wesentlich anerkannt und gelebt wird.

Spirituelle Disziplin beinhaltet alle drei der oben genannten Komponenten eines sinnerfüllten Lebens. Es wäre daher mehr als wünschenswert, wenn sie in frühen Jahren, idealerweise schon in den Kindergärten und Schulen, vermittelt würde. Auf unserer diesjährigen Asienreise traf ich den belgischen Achtsamkeitslehrer Dr. David Dewulf[35], der mir erzählte, dass er eine Studie mit 400 Teenagern an Schulen durchgeführt hat. 25% von ihnen zeigten klare Anzeichen depressiver Symptome, und 10% waren bereits depressiv. Durch ein 8-wöchiges Achtsamkeitstraining haben sich Stress, Ängste und die depressiven Symptome bei den Jugendlichen signifikant verringert und ihr Selbstwertgefühl erhöht, wie die Studienauswertung zeigte.[36] Warum also nicht das Schulfach „Meditation & Achtsamkeit" einführen und viel Leid und zukünftige Kosten vermeiden? Denn Spiritualität und Gesundheit sind offenkundig miteinander verbunden. Die bewusste Entscheidung, einen spirituellen Lebensweg einzuschlagen, kann zu mehr Gesundheit führen. Genauso wie Heilwerdung, im Sinne von Ganzheit auf allen Ebenen des Seins, den Menschen unweigerlich auf einen spirituellen Pfad bringt.

---

35 Autor von „Das Arbeitsbuch der Achtsamkeit", Arbor-Verlag. Sein Spezialgebiet ist die Mind-Body-Medicine.
36 Die entsprechende Studie ist derzeit noch nicht veröffentlicht.

Trotz ihrer unbestrittenen Wirksamkeit ist spirituelle Disziplin ein Begriff, der zwiespältige Reaktionen auslösen kann. Für viele klingt er nach Strenge, Regeln und Zwang. Nicht ohne Grund, denn in unserer modernen Gesellschaft müssen wir von Kindheit an bis zum Erwachsenenalter rationales Denken sowie unser Benehmen diszipliniert entwickeln. Und nun auch noch Disziplin üben auf dem spirituellen Weg? Wäre es nicht viel angenehmer, den spirituellen Entwicklungen einfach ihren natürlichen Lauf zu lassen und die geistigen Kräfte passiv von oben zu empfangen? Oder sich Spiritualität lediglich ab und zu als Hobby zu gönnen oder wie einen Luxusartikel zu konsumieren? Das Angebot dafür besteht, und dieser Weg ist natürlich möglich. Aber er verlangsamt die Bewusstseinsentwicklung erheblich und kann uns um die wirklich tiefen Erfahrungen und Früchte bringen. Man ist dann, um im Bilde zu bleiben, anteilig im Stein stecken geblieben, obwohl der Mensch die Werkzeuge bereits in der Hand hält und das Wissen für deren richtige Anwendung erworben hat.

Disziplin kann in ihrem spirituellen Kontext für viele Menschen erstmalig als etwas sehr Freudvolles, Erweiterndes und geistig Schöpferisches erfahren werden – ein echter Paradigmenwechsel also. Gewiss ist diese Erfahrung nicht mühelos oder ohne Anstrengung zu erreichen. Jedoch stellt sich so möglicherweise erstmalig eine Erfahrung ein, die nicht durch Druck und Macht von außen motiviert ist, sondern vielmehr durch den inneren Wunsch, sich spirituell weiterzuentwickeln. Und dies, weil die eigenen Erfahrungen eindrücklich gezeigt haben, welche wesentlichen Fortschritte dadurch möglich sind. Alle spirituellen

Traditionen, sei es beispielsweise Reiki, Tai Chi oder Meditation, zeigen Wege auf, um Verbindungen zu neuen Bewusstseinsräumen und innerer Kraft herzustellen. Sie beinhalten aber auch ganz klar, dass es sich dabei nicht um eine Instant-Erfahrung oder schnelle Lösung handelt, sondern um einen lebenslangen Entwicklungsprozess. „Arbeite hart" heißt die vierte Reiki-Lebensregel. Es gibt keine bequemen Abkürzungen und kein ehrgeiziges Überspringen von Entwicklungsstufen, sondern nur einen kontinuierlichen Wachstumsprozess. So wie auch Pflanzen nicht schneller wachsen, wenn man an ihnen zieht. Eine erfolgreiche Ernte kann nur durch Arbeit, liebevolle Pflege und ein Wissen um die natürlichen Prozesse erfolgen. Dann ist das Ergebnis reichhaltig und erfüllend.

Welches sind diese inneren Kräfte, und warum sollten wir regelmäßig bewusst Kontakt mit ihnen aufnehmen? Bildlich kann man von einem göttlichen Funken oder kosmischen Samen sprechen, der im Menschen angelegt ist. Über diesen Wesenskern, auch höheres Selbst, Atman[37] oder Christus genannt, können wir mit den höheren Dimensionen in Verbindung treten. Doch dieser lichtvolle Kern des Menschen ist, bis hinunter zur materiellen Welt, von immer dichter werdenden Hüllen, Gedanken und Gefühlsmustern umschlossen. Die Verdeckung dieses Kerns kann zudem durch Unwissenheit, schlechte Gewohnheiten oder Stress so stark sein, dass der Mensch die Verbindung zu seiner höheren Natur nur eingeschränkt oder gar nicht mehr wahrnehmen kann.

---

37 Atman heißt soviel wie „Atem" oder „Hauch" und wird oft mit Geist oder Seele übersetzt.

Durch das regelmäßige Ausrichten auf hohe Bewusstseinsebenen mittels spiritueller Übungen und geistiges Studium werden die Hüllen so gereinigt und verfeinert, dass sie nach und nach „transparenter" und der Mensch durchlässiger für das Licht seines inneren Funkens wird.

Dass dies nicht nur ein Bild ist für einen Prozess, sondern tatsächlich geschieht und möglich ist, zeigen Bilder und Begegnungen mit Menschen, die ein sehr durchgeistigtes, spirituelles Leben führen. Ihr Gesicht und ihre ganze Person scheinen zu leuchten, und ihre charismatische Ausstrahlung ist weitgehend spürbar und faszinierend. „Ist das Licht erst einmal angezündet, erlischt es nie mehr. Doch je intensiver wir praktizieren, desto heller wird die Flamme leuchten." (B.K.S. Iyengar)

Der spirituelle Lebensweg

Ein spiritueller Lebensweg ist spiralförmig ausgerichtet, und obwohl er natürlich bei jedem Menschen individuell verläuft, gibt es übereinstimmende Stufen und Parameter. Zunächst darf man einem neuen Ideal, etwas, das die Möglichkeit der Erfüllung und Vervollkommnung verkörpert, begegnen. Dieses Ideal rührt etwas tief im Innersten an, einem heiligen Impuls ähnlich, und weckt spontan tiefes Vertrauen. Es kann sich dabei um eine spirituelle Person, eine Lehre, ein Buch, eine geistige Unterweisung oder Erfahrung handeln. Man bekommt plötzlich eine Ahnung davon, dass es etwas gibt, das weit über die gewöhnliche Welt hinausgeht. Eine Ebene viel reinerer Geisteszustände und höheren Bewusstseins deutet sich an. Dieses Vertrauen ist anfangs eher eine intuitive Emotion und noch unreflektiert.

Nach und nach sollte man ein tieferes Verständnis für das Ideal entwickeln und es für sich prüfen. Welches Wertesystem und welche spirituellen Ziele werden vermittelt? Welcher Übungsweg wird angeregt? Welche Früchte trägt dieses Ideal? Bekanntlich erkennt man den Lehrer an seinen Schülern. Dieser kognitive Schritt sollte keinesfalls übersprungen werden und ist äußerst wichtig. Blinder Glaube kann sehr schnell in eine Sackgasse und zu großen Enttäuschungen, ja sogar zu völliger spiritueller Resignation führen. Entweder weil dieser Weg nicht zum Charakter und Temperament des Suchenden passt oder weil sich das Ideal als unglaubwürdig herausgestellt hat. Für beides gibt es leider viele Beispiele. Hält das Ideal dagegen der Prüfung stand, wird das Vertrauen zu echter Gewissheit. Vertiefen dann auch die praktischen Erfahrungen das Gefühl der Stimmigkeit und öffnen dem Praktizierenden spürbar neue Bewusstseinsdimensionen, wird er dem Weg mit ganzer Kraft und Hingabe folgen können.

Dieser Weg beginnt sich nach und nach deutlich auf die Persönlichkeit auszuwirken. Innere Spannungen und Konflikte werden langsam eingeschmolzen und bisher zerstreute Energien auf das Ziel des Weges ausgerichtet. Die Mittel oder Wege, durch die der Mensch seine spirituelle Entwicklung zum Ausdruck bringt, sind: Gefühl, Gedanke, Wort und Tat. Sie werden von dem neuen Ideal und seinen Werten berührt und geführt und dadurch immer häufiger von hohen Tugenden und selbstlosen Eigenschaften wie

Geduld, Güte, Freude und Mitgefühl bestimmt. Auch die Lebensweise verändert sich; denn ein integrer, spiritueller Mensch lässt sich zunehmend weniger durch Äußerlichkeiten, Druck oder Verlockungen beeinflussen, sondern orientiert sein Leben und seinen Alltag an seinen inneren hohen Werten und Maßstäben. Diese persönliche Veränderung im Bewusstsein wirkt sich dann auf das Bewusstsein im direkten Lebensumfeld und das Bewusstsein der ganzen Gesellschaft aus.

Mögliche Hindernisse

„Wir sind, was wir wiederholt tun." (Aristoteles)

Wer einem spirituellen Weg folgt, weiß, dass der oben skizzierte Ablauf möglich und wahrscheinlich ist, aber eben nicht immer ganz so reibungslos und spiralförmig verläuft. Dem Menschen wurde zwar die freie Willensentscheidung gegeben, aber oftmals fällt es ihm schwer, sich aus eigener Kraft für die höhere, geistigere Natur seines Wesens zu entscheiden.

In jedem von uns wirken gleichzeitig hemmende sowie aufbauende Kräfte, und alte Gewohnheiten können äußerst kraftvolle hemmende Faktoren in unserem Leben sein. Hier sind die Wertesysteme spiritueller Wege große Orientierungshilfen und stärken die Willenskraft. Sie helfen, einen kurzfristigen, dem spirituellen Weg nicht zuträglichen Impuls, eine Ablenkung oder eine Zerstreuung dem höheren, langfristigen Entwicklungsziel unterzuordnen. Sie lehren unter anderem, die Verletzung von Lebewesen zu unterlassen, Gewaltlosigkeit in den Gedanken zu pflegen, unwahres Reden und Habsucht abzulegen und die Einnahme von Getränken und Mitteln, die den Verstand und das Herz übermäßig trüben, aufzugeben. Denn alle diese Verhaltensweisen schließen ein echtes spirituelles Erlebnis aus.

Auch bestimmte geistige Haltungen führen zu Stagnation, manchmal sogar zu Rückschritten. Als Hindernisse können auftreten: Angst vor Veränderung; Faulheit; Ungeduld; übergroßer Ehrgeiz; Zweifel; Stolz und Arroganz (vermeintlich schon sehr weit gekommen zu sein) und das persönliche Umfeld. Für das letzte Hindernis müssen geschickte und liebevolle Wege gefunden werden, dem Wunsch nach der eigenen spirituellen Entwicklung treu zu bleiben, ohne andere, meist nahestehende Menschen zu verletzen oder unnötige Konflikte zu erzeugen. Die Umsetzung ist unter Umständen eine sehr große Herausforderung und echte Prüfung, aber ihr Ergebnis zeigt den Grad der spirituellen Reife und Integration an. Hierzu ein klärendes Zitat von Omraam M. Aivanhov: „Es ist wünschenswert, dass alle Männer und Frauen arbeiten, eine Familie gründen und sich als soziale Wesen verhalten können; aber gleichzeitig brauchen sie eine Disziplin und Methoden, um dieses familiäre und gesellschaftliche Leben zu verbessern. Wie viele sind noch an dem Punkt, wo sie ihre Angelegenheiten vernachlässigen, sobald sie sich dem spirituellen Leben widmen oder wo sie das spirituelle Leben vernachlässigen, sobald sie sich um ihre Angelegenheiten kümmern! Nein, es braucht beides, man muss beides vereinen."[38]

---

38 Tagesgedanke vom 8. Februar 2010, Prosveta-Team.

Ein gutes, umfassendes spirituelles Lehrsystem oder ein erfahrener Lehrer ist mit allen oben genannten Hindernissen vertraut und weiß damit klug umzugehen und Antworten zu geben. Oftmals kann der Praktizierende sich aber auch aus eigener Kraft darüber erheben; nämlich dann, wenn er die Achtsamkeit und Ehrlichkeit aufbringt, die hemmende geistige Haltung zu durchschauen und schlichtweg ohne Umschweife zur spirituellen Praxis zurückzukehren. Diese besitzt die Kraft, die aufbauenden Energien zu entwickeln, um alte Gewohnheiten und Geisteshaltungen abzulegen. Der indische Gelehrte Patanjali sagt im Yoga-Sutra 1.14: „Langes, hingebungsvolles Üben bildet eine sichere Grundlage für das Eindämmen der Schwankungen des Bewusstseins."

Die spirituelle Praxis, auch Sadhana genannt, wird als ein Vogel mit zwei Flügeln symbolisiert. Der eine Flügel steht für das Wissen und der andere Flügel für die praktische Umsetzung dieses Wissens. Für das Vorankommen und das Abheben bedarf es also zum einen der Kenntnisse und zum anderen des regelmäßigen Anwendens dieser Kenntnisse. Viele Traditionen legen daher den Schwerpunkt verstärkt auf die konkrete Praxis, wie der Yoga-Meister Swami Sivananda es formulierte: „Ein Gramm Praxis ist mehr Wert als eine Tonne Theorie." Oder K. Pattabhi Jois, einer der bedeutendsten Vertreter des Yoga, der oft sagte: „99% Praxis, 1% Theorie."

Spirituelles Wachstum bedeutet, sich in Richtung einer höheren Ordnung zu entwickeln, daher sind Ordnung und Struktur in der

Praxis, also auch Disziplin, unumgänglich. Grundlage dafür ist eine regelmäßige formelle Praxis, wie eine tägliche Reiki-Selbstbehandlung oder Meditationen zu bestimmten, am besten festgelegten Zeiten, beispielsweise am Morgen und Abend. Dafür ist es von großem Vorteil, wenn man einen schönen, persönlich gestalteten Ort hat, an dem die Praxis ungestört und wiederholt durchgeführt werden kann, da so das Anknüpfen an die Energien der vorhergehenden Praxisstunden viel leichter erfolgen kann. Hilfreich sind auch einstimmende Düfte oder vertraute spirituelle Musik, die an besondere Bewusstseinszustände erinnert und uns diesen entgegenträgt. Der Platz kann am Vorabend so vorbereitet werden, dass am nächsten Morgen ohne große Umschweife sofort begonnen werden kann. So lässt sich vermeiden, am nächsten Tag direkt vor der anvisierten Praxis erst in einen inneren Dialog zu treten, ob man nun tatsächlich die Muße oder Lust dazu hat, die Yogamatte auszurollen oder die Räucherstäbchen aus der Schublade zu nehmen – und man kann direkt mit der Übung beginnen! Um Abläufe mit den Mitmenschen nicht unnötig zu stören, ist es oft hilfreich, die Praxis vor den üblichen Tagesaktivitäten durchzuführen. Es ist ohnehin ein guter Grundsatz, stets mit dem Wichtigsten zu beginnen; und die spirituelle Empfänglichkeit ist in den Morgenstunden zudem am höchsten.

Für viele Menschen ist es inspirierend, spirituelle Praktiken verschiedener Art zu kombinieren oder zu variieren. Es ist aber auch eine sehr spannende Erfahrung, dieselbe Übung über einen langen Zeitraum hinweg stets zu wiederholen und dabei zu spüren, wie sie sich jeden Tag anders ausdrückt. So kann auch sehr viel

Selbsterkenntnis und Bewusstsein über die eigene jeweilige Tagesverfassung entstehen. Die Übungsweise sollte natürlich typgerecht erfolgen. Jemand, der zum Beispiel vom Wesen tendenziell faul ist oder einen zerstreuten Geist hat, braucht eher eine festgelegte Übungsstruktur und -dauer, vielleicht auch eine Übungsgruppe oder einen Lehrer, um gute Fortschritte zu erzielen. Wer dagegen zu übergroßer Disziplin und Strenge neigt, kann lernen, die eigenen Bedürfnisse feiner wahrzunehmen und durch sanfte Praxiselemente sowie eine ganz individuelle Dauer und Häufigkeit des Übens nach und nach liebevoller mit sich umzugehen. Hierzu ein weiteres Zitat des alten indischen Gelehrten Patanjali: „Üben bedeutet, dass wir eine passende Anstrengung auf uns nehmen, mit dem Ziel, uns dem Zustand des Yoga anzunähern, ihn zu erreichen und aufrechtzuhalten."

Geistige Einsichten und Haltungen sollten natürlich nicht auf der Behandlungsliege, im Meditationsraum oder in der spirituellen Gemeinschaft bleiben, sondern in das tägliche Leben und damit in die Gesellschaft einfließen. Insofern können zu jeder Tageszeit geistige Ansätze für eine Spiritualisierung des Alltags gefunden werden. Durch diese permanente geistige Lebenshaltung wird unser gesamtes tägliches Leben eine informelle Übung. Kurze Pausen im Laufe des Tages helfen, zu betrachten, was uns von den spirituellen Werten und Zielen entfernt – oder uns ihnen näher gebracht hat. Bereits eine einminütige Meditation kann dem Alltag die Struktur und Ordnung geben, die es uns ermöglicht, uns wieder auf unsere innere Kraft und unser Entwicklungsziel auszurichten. Egal wie turbulent und hektisch die äußeren Umstände sind.

Praktische Hilfen

Das Praktizieren in einer Gruppe, beispielsweise beim Reiki-Austauschabend, ist eine große Hilfe. Durch das gemeinsam aufgebaute Energiefeld wird jeder Einzelne in der Gruppe gestärkt und kann so häufig länger und tiefer praktizieren als für sich allein. Zudem verliert sich das Gefühl der Isoliertheit, das insbesondere dann entstehen kann, wenn die Familie und Freunde einen ganz anderen Lebensweg eingeschlagen haben. Eine spirituelle Gemeinschaft mit reifen Teilnehmern hat viele Vorzüge. So können Menschen, die schon weiter entwickelt sind, die anderen durch ihr Beispiel ermutigen und bestärken. Menschen mit ähnlichem Entwicklungsstand tauschen sich über ihre Erfahrungen aus, und weniger fortgeschrittene Praktizierende werden von allen anderen unterstützt, wodurch sich die Erfahrenen im Lehren und Entwikkeln von Mitgefühl üben.

Auch ein guter Lehrer kann natürlich hilfreich sein. In vielen spirituellen Traditionen gilt er sogar als unerlässlich. Er unterstützt den Schüler durch Vorleben und Teilen seines Wissens. Er ändert ihn nicht durch Druck, wenn er vielleicht auch einmal Strenge zeigt, sondern durch eine Sensibilisierung des Bewusstseins des Schülers, so dass dieser aus sich selbst heraus eine innere Disziplin findet. Er lehrt mit Einfühlungsvermögen, aber ohne Abhängigkeiten zu schaffen. „Guru" bedeutet nichts anderes als: Gu = Dunkelheit, Ru = Licht oder „Auslöser der Dunkelheit". Ein Guru zeigt also den Weg aus der geistigen Dunkelheit heraus, hin zu mehr Licht.

„Dunkelheit wird zu Licht, Unwissenheit zu Wissen,
Wissen wird Weisheit, Weisheit zu spiritueller Seligkeit."[39]

Mit der täglichen Praxis überhaupt erst einmal zu beginnen, kann eine größere Herausforderung sein als die gesamte Übung, wenn man sie schlicht durchführt. Aus meiner Erfahrung und vielen Gesprächen mit spirituell orientierten Menschen weiß ich, dass es eine große Hilfe ist, sich bestimmte motivierende Bilder oder Grundgedanken zu vergegenwärtigen. Sie bauen die Anfangs-Energie auf, die uns dann an das tragende Kraftfeld anschließt, so dass wir anschließend leicht und konzentriert praktizieren können. Es genügt oft schon, sich ganz kurze Übungen vorzunehmen, zum Beispiel für die Zeit eines Räucherstäbchens (ca. 20 Minuten, oder eines halben Duftstäbchens, 10 Minuten) an seinem stillen Platz zu sitzen. Oder sich für einen Sonnengruß oder eine Sequenz von Standhaltungen (10 Minuten) auf die Yogamatte zu stellen. Häufig ergibt sich daraus das natürliche Bedürfnis, länger oder aktiver zu praktizieren. Und wenn nicht, dann war diese kurze Übung sicherlich schon besser, als einfach nur im Bett liegen zu bleiben und viele kreative Gründe und Vorwände zu finden, warum man gerade heute nicht üben kann. Oder sich über sich selbst zu ärgern – womit wir wieder bei einer der Reiki-Lebensregeln wären.

---

39 Aus: Licht auf Yoga, B.-K.S Iyengar

Motivierende Gedanken

Hier eine kleine Auswahl motivierender Gedanken und Visualisierungen:

1. Wenn ich keine Muße oder Kraft verspüre zu praktizieren, weil ich mich zu müde und ausgelaugt fühle

2. oder unter Zeitdruck stehe, ist dies der beste Hinweis, dass ich die Praxis besonders nötig brauche. Und wenn es nur für wenige Minuten ist.

3. So, wie ich meinen physischen Körper jeden Tag reinige und pflege, sollte ich auch meinen feinstofflichen Körper reinigen und zum Strahlen bringen.

4. Dankbarkeit – Ich bin dankbar und weiß, dass es keine Selbstverständlichkeit ist, dass ich Zugang zu spirituellem Wissen erhalten habe und über die Zeit und Ressourcen verfüge, dieses Wissen auch praktisch anzuwenden.

5. Mit der spirituellen Praxis gehe ich durch eine geistige Tür und betrete einen neuen Bewusstseinsraum (hell, weit, farbenfroher, höher gelegen etc). und werde von diesem Bewusstsein erfüllt.

6. Die Visualisierung einer geöffneten Lotosblüte – Im Buddhismus werden die Entwicklungsstufen des Menschen als

Lotosblüten in einem Teich versinnbildlicht. Einige befinden sich noch im trüben, schlammigen Wasser, andere haben bereits dicht über dem Wasserspiegel eine Knospe entwickelt, manche ragen schon hoch aus dem Wasser empor, und die Blüten öffnen sich zur Sonne hin.

7. Ich verbinde mich mit meinem höheren Selbst und empfange aus dieser Bewusstseinsebene Kraft und gutes Entscheidungsvermögen für den Tag.

8. Die Praxis ist wie ein Berg. Selbst wenn unruhige Wolken und Stürme um ihn kreisen, bleibt sein Fundament unerschütterlich und stabil.

9. Dank meiner Praxis erweitert und klärt sich mein Energiefeld. Diese hoch schwingende Hülle wirkt auf mich und die Menschen ein, denen ich heute begegne.

10. Trotz des aufgepeitschten, trüben Wassers an der Oberfläche liegt tief darunter eine ruhige und klare Ebene. Ich begebe mich in diesen stillen Bereich, und gleichzeitig verringert sich die Oberflächenbewegung.

Zum Abschluss noch eine besondere, vielleicht auf den ersten Blick widersprüchliche Metapher: Die Perle der Disziplin. Perlen bilden sich, wie bekannt ist, im Innersten einer Muschel durch einen langen Prozess, Schicht um Schicht, und ausgelöst durch eine innere Reibung mit einem Sandkorn. Ist der Wachstumsprozess aber erfolgreich, ist sie das Kostbarste, was die Muschel hervorbringen konnte. Das wertvollste Gut jeder spirituellen Disziplin ist es, diesen inneren Reichtum und Glanz im Menschen zu wecken und alle Lebensbereiche und Lebewesen damit zu veredeln und zu erhellen.

Über die Autoren

Carolin und Alexander Toskar sind als spirituelle Heiler und Bot-
schafter für die *Geistige Aufrichtung* weltweit tätig. Sie begleiten
die Menschen mit Hingabe auf ihrem Weg zu mehr Gesundheit
und Zufriedenheit. Sie führen spirituelle Zentren in Deutschland
und der Schweiz.

Ihre Stiftung für Spirituelle Gesundheit und Spiritual Health
Charity e.V. hat als Aufgabe die Entwicklung und Förderung spi-
ritueller Gesundheit und Wohlbefinden von Kindern und nicht-
selbstständigen Menschen.
Die karitativen Organisatonen haben ihren Sitz in Zürich und
Köln.

Informationen zu karitativen Projekten:
www.facebook.com/Spiritual.Health.Foundation
www.facebook.com/SpiritualHealthCharity

Informationen zu Heiltagen und Seminaren:
www.toskarhealing.de
Email: info@toskarhealing.com

Publikationen

Die Geistige Aufrichtung
Alexander Toskar (ISBN 978-3-89427-396-5)
Eine neue Dimension des Geistigen Heilens nach dem Geistheiler
Pjotr Elkunoviz

Gesundheit als Weg zum Selbst
Ein Handbuch zur Heilung und Gesundwerdung im Alltag
Carolin und Alexander Toskar (ISBN 978-3-89427-539-6)
240 Seiten

CD Heiliungsmeditationen zur Geistigen Aufrichtung
Carolin und Alexander Toskar (CD 978-3-89427-535-8)

**CD Heilungsmeditationen zur Geistigen Aufrichtung,
Regeneration und Selbstheilung**
Carolin und Alexander Toskar (CD 978-3-89427-670-6)

Die Geistige Aufrichtung. DVD
Carolin und Alexander Toskar (CD 978-3-89427-591-4)
(Dauer: 104 Min)
Sprache: Deutsch, Englisch

Die Geistige Aufrichtung
Eine neue Dimension des Geistigen
Heilens nach dem Geistheiler
Pjotr Elkunoviz
Alexander Toskar

(ISBN 978-3-89427-396-5)

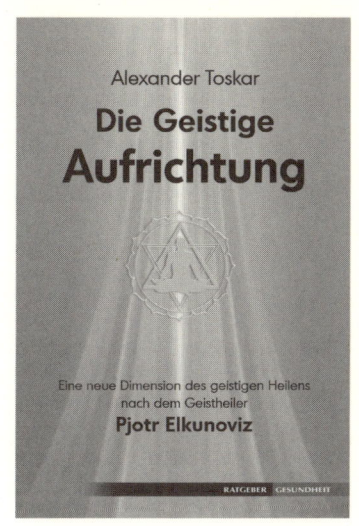

Alexander Toskar ist der Sohn von
Pjotr Elkunoviz. Er stellt mit diesem
Buch erstmals die bahnbrechende
Heilungsarbeit seines Vaters und die
grundlegenden Gesetze der „Geistigen Aufrichtung" vor. Auf faszinie-
rende Weise wird deutlich, wie eng die Verbindung von Bewusstsein
und Körper ist. Die „Geistige Aufrichtung" beinhaltet daher den ganzen Menschen, in seiner Dreiheit aus Körper, Seele und Geist. Anhand
vieler Beispiele wird aufgezeigt, auf welchen Wegen Heilungsenergie
durch den Körper läuft und die kosmische Lebenskraft sich über die
Chakras in den Energiebereichen des Menschen verteilt. Dabei gelingt
es Alexander Toskar, in seinen Erklärungen zu veranschaulichen, dass
die großen Mystiker und Heiler des Ostens und des Westens die gleichen Einsichten besaßen. Eine Auswahl von spirituellen Übungen aus
seiner langjährigen Praxiserfahrung sowie aus der Heilungsarbeit von
Pjotr Elkunoviz ermöglicht es dem Leser, die geistigen Grundgesetze
der Heilung für sich selbst anzuwenden und den inneren Selbstheilungs-
prozess zu unterstützen. Ein einzigartiges Meisterwerk über die Gesetze des Geistigen Heilens und ein wundervoller Ratgeber, um geistig
und körperlich gesund zu werden!

Gesundheit als Weg zum Selbst
Ein Handbuch zur Heilung und
Gesundwerdung im Alltag
Carolin und Alexander Toskar

(ISBN 978-3-89427-539-6)

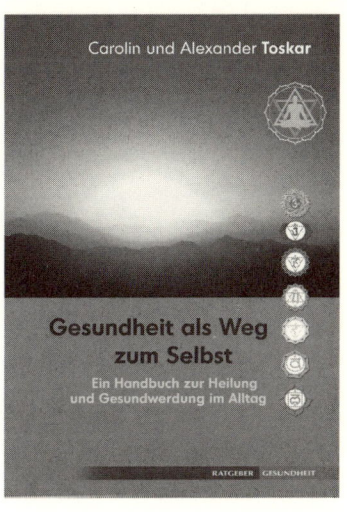

Carolin & Alexander Toskar haben
weltweite Anerkennung gefunden
durch ihr segensreiches Wirken mit
der „Geistigen Aufrichtung". Zahllo-
se Menschen haben nach ihrer „Aufrichtung" nicht nur eine körperliche
Heilung erfahren, sondern auch eine
geistige Erneuerung erlebt. Aus dieser inneren Transformation entstanden viele Fragen, die unter anderem das Wesen wahrer Gesundheit, den
Geistigen Pfad, Yoga oder Übungen zum inneren Stillwerden betrafen.
Da es Carolin & Alexander Toskar nicht möglich ist, neben ihrer welt-
weiten Tätigkeit als Heiler, noch alle Fragen persönlich zu beantworten,
haben sie mit dem vorliegenden „Handbuch" ihr großes Wissen in einem Arbeitsbuch niedergelegt, das es jedem Interessierten auf einfache
und klare Weise möglich macht, an ihren Erfahrungen und Einsichten teilzuhaben. Dieses Buch für die tägliche Praxis enthält zahlreiche
leicht anwendbare Übungen und Techniken, vom Atem über die Chakras bis zu Yoga-Stellungen, die effektiv und unmittelbar helfen, Alltags-
beschwerden zu lindern und innere Stille zu finden. Ein wunderbarer
Ratgeber für den Alltag, der es jedem ermöglicht, auf unkomplizierte
Art und Weise zu seiner eigenen Gesundwerdung beizutragen!

**Heiliungsmeditationen zur
Geistigen Aufrichtung**
Carolin und Alexander Toskar

(CD 978-3-89427-535-8)

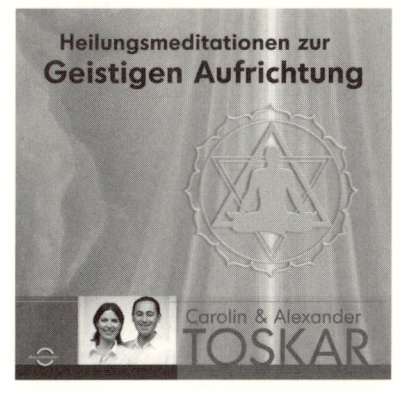

Die von Carolin und Alexander
gesprochenen und energetisch
programmierten Meditationen
regen kraftvolle Heilungs- und
Reinigungsprozesse an. Ihre
hohe Schwingungsfrequenz erneuert und ernährt die Zellen, die Organe und die feinstofflichen Systeme des Menschen.

Diese CD ist ein Genuss für Körper, Seele und Geist.

**Heilungsmeditationen zur
Geistigen Aufrichtung,
Regeneration und
Selbstheilung**
Carolin und Alexander Toskar

(CD 978-3-89427-670-6)

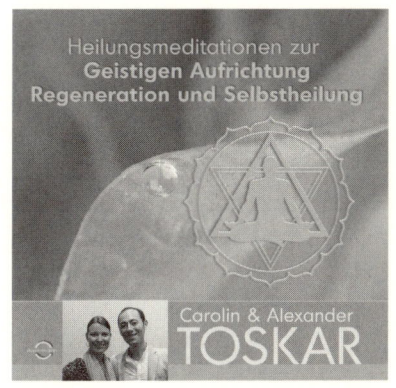

Weiterführende Übungen zur
"Geistigen Aufrichtung", die es
jedem ermöglichen, das uralte
Heilwissen auf leichte Weise im
Alltag anzuwenden! Von Carolin und Alexander gesprochen.

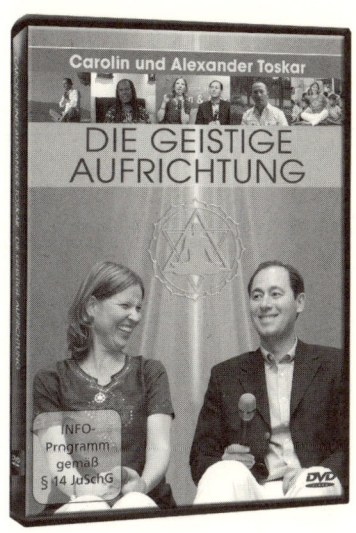

Die Geistige Aufrichtung. DVD
Carolin und Alexander Toskar

(DVD 978-3-89427-591-4)
Dauer: 104 Min
Sprache: Deutsch, Englisch

Der Film zeigt auf überzeugende Weise die unglaublichen Heilerfolge, die mit der „Geistigen Aufrichtung" erzielt werden können! Außerdem schildert er in einem beeindruckenden Gespräch die Anfänge der Arbeit von Pjotr Elkunoviz und die Erfolgsgeschichte, welche die „Geistige Aufrichtung" seitdem auf ihrem Weg um die Erde geschrieben hat. Eine fesselnde Dokumentation, die auf eindrückliche Art und Weise die Wirkung des Geistes auf die Materie beweist!

Spannend, bewegend, heilsam!

- Reiki Magazin -

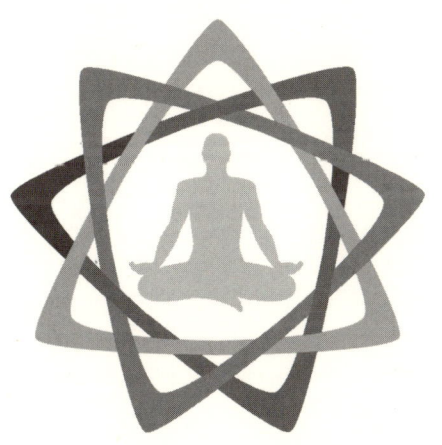